○ Nontuberculous mycobacteriosis

非結核性抗酸菌症の臨床

編著

佐々木結花 | 公益財団法人結核予防会複十字病院呼吸器内科
　　　　　　 診療主幹

小川 賢二 | 独立行政法人国立病院機構東名古屋病院臨床研究部／呼吸器科
　　　　　 臨床研究部長

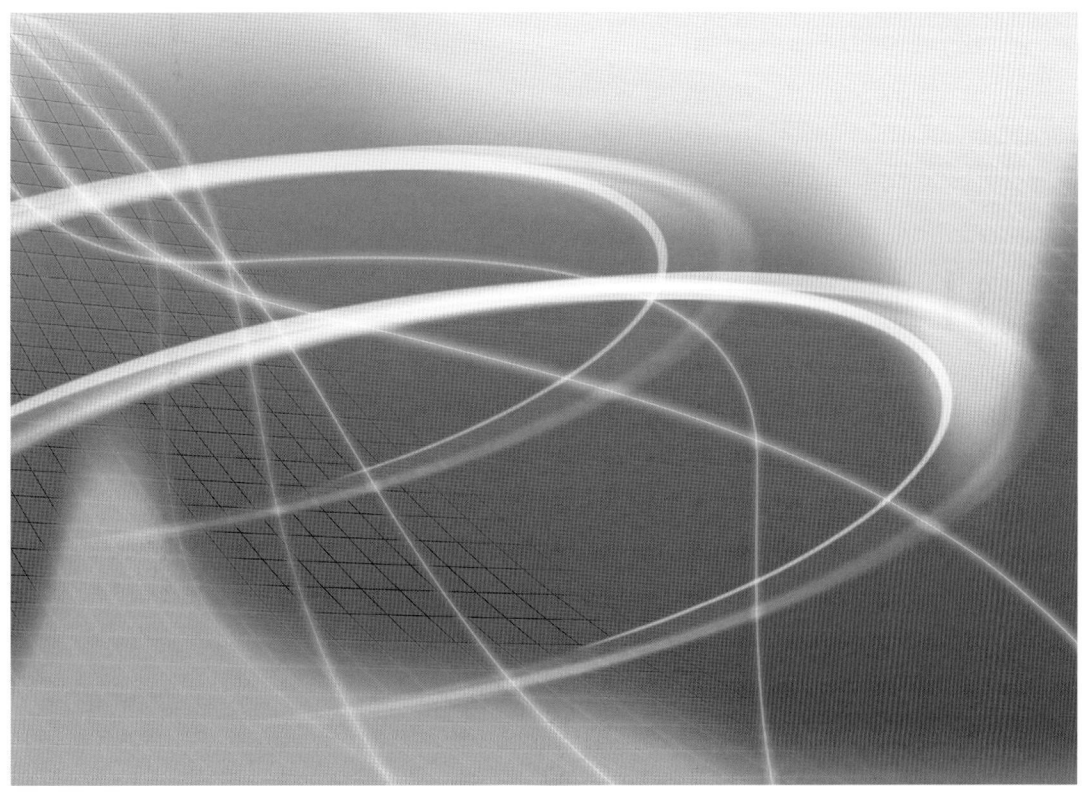

株式会社 新興医学出版社

Clinical Approaches to Nontuberculous mycobacteriosi

©2010 published by
SHINKOH IGAKU SHUPPAN CO., LTD TOKYO.
Printed & bound in Japan

序

　本邦において非結核性抗酸菌症（Nontuberculous mycobacteriosis: NTM），特に肺 *Mycobacterium avium complex* 症は，年々患者数が増加しているが，現在も研究途上の難治性感染症である．日本結核病学会非結核性抗酸菌症対策委員会は本邦の診断・治療の要となるガイドラインを次々と示しているが，今なお不明な点，明瞭に割り切れない問題点は数多く，今後も新しい知見が加わるごとにガイドラインの改訂が加えられていく段階であると思われる．

　本書は，旧国立療養所時代から結核・非結核性抗酸菌症治療に携わり，日々，非結核性抗酸菌症治療に難渋している国立病院機構病院呼吸器科医が協力し作成された．非結核性抗酸菌症の診断や治療において，現在，何がわかっているのか，何をしたほうがいいか，何をしないほうがいいのか，という知識の整理，つまり，臨床医が用いることができるテキストを作成しようという視点で作成されている．また，本疾患に興味を持っていただけるよう，新しい話題についても言及した．本書が本邦の非結核性抗酸菌症対策の一助になることを祈っているが，願わくば本疾患の研究が急ピッチで進み，本疾患に悩む患者が1人でも少なくなり，本書が早く過去の遺物となることが望ましいと考える．

　最後に，本邦の非結核性抗酸菌症診療において，最も造詣が深く本書作成にあたり特別にご参加をお願いした倉島篤行先生，全国的な呼吸器内科医減少の中，多忙な時間を割いて本書にご協力いただいた執筆者各位にこの場を借りて深謝申し上げる．

2010年9月　　　　　　　　　　　　　　　　　　　　　編著　佐々木結花

執筆者一覧

編　著

| 佐々木結花 | 公益財団法人結核予防会複十字病院呼吸器内科　診療主幹 |
| 小川賢二 | 独立行政法人国立病院機構東名古屋病院臨床研究部/呼吸器科　臨床研究部長 |

執筆者（執筆順）

倉島篤行	独立行政法人国立病院機構東京病院　呼吸器内科
	財団法人結核予防会複十字病院臨床研究アドバイザー
	財団法人結核予防会結核研究所顧問
中川　拓	独立行政法人国立病院機構東名古屋病院臨床研究部/呼吸器科　微生物・免疫研究　室長
桑原克弘	独立行政法人国立病院機構西新潟中央病院内科　医長
滝　久司	独立行政法人国立病院機構東名古屋病院臨床研究部/薬剤科　調剤主任
鈴木克洋	独立行政法人国立病院機構近畿中央胸部疾患センター呼吸器科　統括診療部長
多田敦彦	独立行政法人国立病院機構南岡山医療センター呼吸器内科　統括診療部長
河田典子	独立行政法人国立病院機構南岡山医療センター呼吸器内科　医長
永井英明	独立行政法人国立病院機構東京病院呼吸器科　外来診療部長
市川和哉	名古屋大学医学部附属病院薬剤部　薬剤師

非結核性抗酸菌症の臨床
目　次

序文 ………………………………………………………………………………………… iii
執筆者一覧 ………………………………………………………………………………… v
本書で用いる主な略語一覧 ……………………………………………………………… x

A　非結核性抗酸菌症研究の歴史と触れられなかった諸問題
―――――――――――――――――――――――――― 倉島篤行　2
　　1　非結核性抗酸菌発見の頃 ……………………………………………… 2
　　2　ナイアシンテストの発明 ……………………………………………… 4
　　3　今日わが国では行われていない非結核性抗酸菌皮内反応と
　　　　未解決の問題 …………………………………………………………… 5
　　4　非結核性抗酸菌症による石灰化について …………………………… 7
　　5　Aminoglycoside のこと ……………………………………………… 11

B　肺非結核性抗酸菌症の診断
1. 肺非結核性抗酸菌症の画像診断 ――――――――――――― 中川　拓 他　16
　　1　はじめに ……………………………………………………………… 16
　　2　肺 NTM 症の病型 …………………………………………………… 17
　　3　結核と NTM の鑑別 ………………………………………………… 22
　　4　重症度評価，治療方針決定のための画像診断 …………………… 23
2. 非結核性抗酸菌症の細菌学的診断 ――――――――――――― 桑原克弘　25
　　1　肺非結核性抗酸菌症診断における細菌学的検査の意義 ………… 25
　　2　非結核性抗酸菌の分類 ……………………………………………… 26
　　3　臨床的に問題となる菌種 …………………………………………… 26
　　4　非結核性抗酸菌症の感染源 ………………………………………… 27
　　5　検体採取と塗抹・培養検査 ………………………………………… 28
　　6　菌種同定 ……………………………………………………………… 29
　　7　感受性検査 …………………………………………………………… 30
　　8　MAC 症培養検査の注意点 ………………………………………… 30
　　9　呼吸器検体以外の抗酸菌検査の注意点 …………………………… 31
　　10　おわりに ……………………………………………………………… 31

C 非結核性抗酸菌症治療に用いる薬剤の薬理作用
―――――――――――――――――――――――――― 滝　久司　他　32

 1 薬理作用 ……………………………………………………… 32
 2 Streptomycin（SM） ………………………………………… 32
 3 Kanamycin（KM） …………………………………………… 33
 4 Rifampicin（RFP） …………………………………………… 34
 5 Rifabutin（RBT） ……………………………………………… 35
 6 Clarithromycin（CAM） ……………………………………… 36
 7 Ethambutol（EB） …………………………………………… 37
 8 Sitafloxacin（STFX） ………………………………………… 38
 9 Moxifloxacin（MFLX） ……………………………………… 38
 10 Isoniazid（INH） ……………………………………………… 39
 11 Amikacin（AMK） …………………………………………… 40
 12 Imipenem/Cilastatin（IPM/CS） …………………………… 40
 13 Azithromycin（AZM） ……………………………………… 41
 14 Faropenem（FRPM） ………………………………………… 41
 15 Minocycline（MINO） ……………………………………… 41

D 肺非結核性抗酸菌症各論

1-1 肺 *Mycobacterium avium* complex（MAC）症の治療 ―― 佐々木結花　44
 1 肺 MAC 症の治療開始時に注意すべきこと ……………… 44
 2 現在推奨される治療について ……………………………… 44
 3 治療の開始時期について …………………………………… 45
 4 治療評価 ……………………………………………………… 46
 5 副作用対策 …………………………………………………… 47
 6 現在ガイドラインに収載されていない他薬剤の
   有効性について ……………………………………………… 48
 7 治療期間 ……………………………………………………… 48
 8 CAM 耐性 MAC ……………………………………………… 49
 9 外科治療について …………………………………………… 49
 10 MAC 症の予後 ……………………………………………… 50
 11 死にいたる可能性 …………………………………………… 50

1-2 肺 MAC 症患者へのオリエンテーション ――――――― 佐々木結花　52
 1 慢性気管支炎，気管支拡張症についての説明 ………… 52
 2 生活習慣で注意すべきこと ………………………………… 52

1-3 急速進展した肺 *M. avium* 症例について ――――――― 佐々木結花　54
 1 症例呈示 ……………………………………………………… 54
 2 症例から振り返る治療ポイント …………………………… 56

- 2-1 肺 *Mycobacterium kansasii* 症 ──── 鈴木克洋　59
  - 1　はじめに …………………………………………… 59
  - 2　疫学と診断 ………………………………………… 60
  - 3　治療・予後 ………………………………………… 62
- 2-2 迅速発育菌 ──────────────── 鈴木克洋　65
  - 1　はじめに …………………………………………… 65
  - 2　診断・画像所見など ……………………………… 66
  - 3　治療・予後 ………………………………………… 67
- 3　その他の非結核性抗酸菌および *M. bovis*, *M. bovis* BCG 株による感染症の病態と治療 ──── 多田敦彦　69
  - 1　診断総論 …………………………………………… 69
  - 2　*M. gordonae* 感染症 ……………………………… 69
  - 3　*M. szulgai* 感染症 ………………………………… 70
  - 4　*M. xenopi* 感染症 ………………………………… 71
  - 5　*M. scrofulaceum* 感染症 ………………………… 71
  - 6　*M. terrae* complex（*M. terrae*, *M. triviale*, *M. nonchromogenicum*, *M. hiderniae*）感染症 ……… 72
  - 7　*M. marinum* 感染症 ……………………………… 72
  - 8　*M. ulcerans* 感染症（Buruli 潰瘍），*M. shinshuense* 感染症 … 73
  - 9　*M. bovis* 感染症 …………………………………… 73
  - 10　*M. bovis* BCG 株感染症 ………………………… 73
- 4　非結核性酸菌症と薬剤感受性試験 ──── 河田典子　75
  - 1　はじめに …………………………………………… 75
  - 2　MAC ………………………………………………… 75
  - 3　*M. kansasii* ………………………………………… 77
  - 4　迅速発育菌 ………………………………………… 78
  - 5　おわりに …………………………………………… 78

E 肺非結核性抗酸菌症の最新の話題

- 1　リファブチン ──────────── 佐々木結花　79
  - 1　リファマイシン系抗酸菌治療薬 ………………… 79
  - 2　適応および投与量 ………………………………… 79
  - 3　投与上の注意および重篤な副作用 ……………… 80
  - 4　RBT の薬物動態 …………………………………… 80
  - 5　非結核性抗酸菌症における RBT の投与 ……… 80
  - 6　RBT 投与の今後 …………………………………… 81
- 2　非結核性酸菌症と HIV 感染症 ──── 永井英明　83
  - 1　はじめに …………………………………………… 83
  - 2　*M. avium* complex（MAC） ……………………… 83

3	症状・検査所見	84
4	診断	84
5	治療と予防	85
6	*M. kansasii*	87
7	その他の非結核性抗酸菌	88

3 *Mycobacterium avium* complex の遺伝子研究とその進展 ───── 市川和哉 他 90

1	はじめに	90
2	*mycobacterium avium* complex の分類	90
3	*mycobacterium avium* の亜種の分類方法	91
4	わが国で臨床分離される *M. avium* の遺伝子的特徴	91
5	MAC の分子疫学タイピング方法について	92
6	VNTR 型別解析法の解析能力	93
7	VNTR 型別解析の応用	93
8	*M. intracellulare* の VNTR 型別解析法	95
9	MAC の薬剤感受性遺伝子について	95

索引 …………………………………………… 97

本書で用いる主な略語一覧（アルファベット順）

略語	英語	日本語
AMK	Amykacin	アミカシン
ATS	American Thoracic Society	米国胸部疾患学会
AUC	area under the blood concentration time curve	薬物血中濃度－時間曲線下面積
AZM	Azithromycin	アジスロマイシン
BTS	British Thoracic Society	英国胸部疾患学会
CAM	clarithromycin	クラリスロマイシン
CDC	Centers for Disease Control and Prevention	米国疾病予防管理センター
Cmax	maximum drug concentration	最高血中濃度
CYP3A4	cythchrome P450 (CYP450) isoenzyme 3A4	
CYP450	cythchrome P450	
EB	ethambutol	エタンブトール塩酸塩
EVM	enviomycin	エンビオマイシン
HAART	highly active antiretroviral therapy	抗HIV療法
IDSA	Infection Diseases Society of America	米国感染症学会
INH	isoniazid	イソニアチド
IPM/CS	Imipenem/Cilastatin	イミペネム/シラスタチン
IRIS	Immune Reconstitution Inflammatory Syndrome	免疫再構築症候群
KM	kanamycin sulfate	カナマイシン硫酸塩
LVFX	levofloxacin	レボフロキサシン
MAC	Mycobacterium avium complex	ミコバクテリウム・アビウム・コンプレックス症
MIC	Minimal inhibitory concentration	発育最小阻止濃度
MIC90	Minimum Inhibitory Concentration required to inhibit the growth of 90% of organisms	90%発育阻止濃度
MINO	Minocycline	ミノマイシン
MFLX	Moxifloxacin	モキシフロキサシン
NQs	New Quinolone	ニューキノロン
NTM	Nontuberculous mycobacteriosis	非結核性抗酸菌症
RBT	rifabutin	リファブチン
RFP	rifampicin	リファンピシン
STFX	Sitafloxacin	シタフロキサシン
SM	streptomycin sulfate	ストレプトマイシン硫酸塩
T1/2	Time of half-life period	血中濃度半減期
TH	ethionamide	エチオナミド
Tmax	maximum drug concentration time	最高血中濃度到達時間

非結核性抗酸菌症の臨床
Nontuberculous Mycobacteriosis

A　非結核性抗酸菌症研究の歴史と触れられなかった諸問題
B　肺非結核性抗酸菌症の診断
C　非結核性抗酸菌症治療に用いる薬剤の薬理作用
D　肺非結核性抗酸菌症各論
E　肺非結核性抗酸菌症の最新の話題

A. 非結核性抗酸菌症研究の歴史と触れられなかった諸問題

独立行政法人国立病院機構東京病院呼吸器内科　倉島篤行

意外に知られていないわが国の非結核性抗酸菌症研究の歴史について記載するが，紙面の関係からいっても網羅的な既述ではなく恣意的に取り上げた項目についての点描である．

また，近年のわが国ではあまり語られてこなかったいくつかの問題についても触れたい．

1 非結核性抗酸菌発見の頃

私の手元にある事情で*Mycobacterium avium* complex の由来についてかつて国立療養所中部病院におられた束村先生が書かれた未発表の原稿（図1）があるのでぜひそこから引用したい．

それには，「*Mycobacterium avium* という現在の菌種名は Chester によって 1901 年に命名されたが[1]，この菌を最初に発見したのは Sternberg で 1892 年に *Bacillus tuberculosis gallinarum*（鳥型結核菌）として発表され[2]，1896 年に Lehman and Neuman により *Mycobacterium tuberculosis avium* とされ[3]，さらに Chester により 1901 年に *Mycobacterium avium* と命名され今日に至っている．

一方，*M. intracellulare* の名の由来は次のようである．

1957 年米国 Georgia 州にある Battey Hospital の Crow は発育の遅い S 型集落を作る非着色抗酸菌による肺結核類似疾患の多発を報告し[4]注目を引いた．この菌は Battey Hospital の名前をとって Battey bacillus と呼ばれ 1960 年代の古い文献ではしばしば使われている．Runyon は 1967 年にこの菌を *M. avium* とは別種の菌と考えて *M. intracellulare* と命名したが[5]，その由来は 1949 年に Cuttino and McCabe がヒト

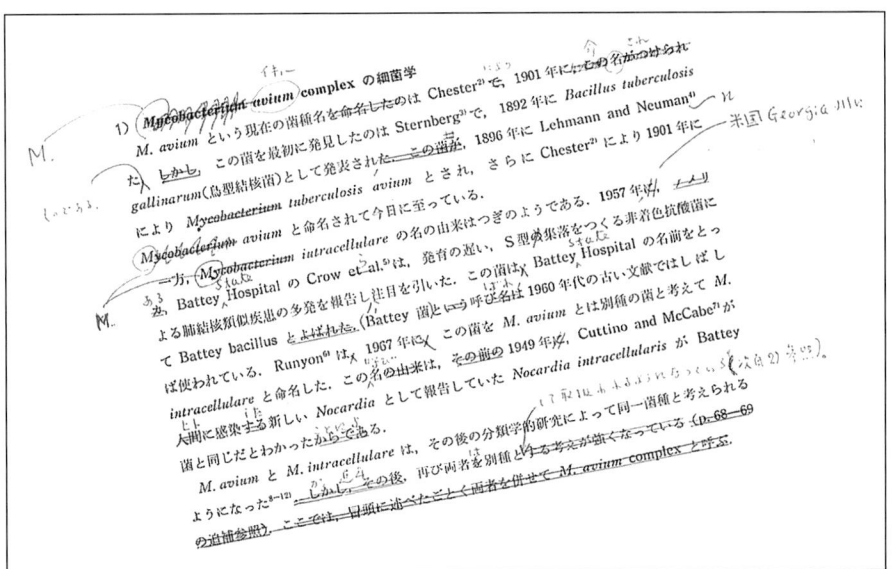

図1 束村先生が残された未発表原稿の一部

に感染する新しい *Nocardia* として報告していた[6] *Nocardia itracellulare* が Battey bacillus と同じとわかったからである．

MAC によるヒトの肺感染を初めて報告したのはナポリ大学内科の Pansini で 1894 年のことである[7]．Kruse は Pansini の分離した菌が鳥型結核菌だったと報告している[8]．しかし実際に今日の研究の進歩のきっかけになったのは 1957 年の Crow などの肺感染の報告である[9]．

わが国における最初の報告は東北大学の佐藤による 17 歳の少女の下肢皮膚感染例[10]であろう．」とある．

しかし，佐藤による報告は大正 10 年にドイツの雑誌への報告であり，とうてい今日その文献は容易に閲覧できない．

今日でも閲覧可能な範囲でのわが国最初の報告は，九州大学細菌学教室の占部によるもの[11]と思われる．

占部はわが国で牛型結核菌がどの程度あるのかを検証するため，昭和 12 年頃（明記がない），結核症で外科切除された 64 例の種々臓器から sample を採取細切，5% 硫酸室温 5 分間の前処理で当時繁用されたらしい Petragnani 培地（Lowenstein-Jensen 培地と類似した固形培地）に最長 150 日まで培養した．菌型の確認はモルモットに接種病原性の有無を確認後，さらに鶏に接種良く発育すれば鳥型菌，家兎に接種し良く発育し広範囲な病変を形成すれば牛型菌の疑いとし，やはり家兎に既知人型菌（フランクフルト株）と既知牛型菌（三輪株）を接種，病変の程度を比較し決定したとある．

さらに家兎前眼房に菌を接種，牛型菌のみが激しい虹彩毛様体炎を起こすことを利用して菌型決定に確実を期したとある．この結果，抗酸性菌 64 株を得たが鳥型菌は

全くなく人型菌が52株，牛型菌が3株，その他の抗酸菌が9株（14.9％）であったとしている．意外に非結核性抗酸菌の頻度は高い．この菌型決定のための驚くほどの労力には敬服せざるを得ない．しかし外科切除された臓器がリンパ節や肋骨周囲膿瘍などはうなずけるが，腸管や股関節などとあると化学療法がない時代のその後の転帰が思いやられる．

　これは昭和14年に結核病学会に発表され昭和16年に論文報告されているが，次のヒトからの分離報告は一気に昭和27年染谷[12]に跳んでいる．しかし，その後分離報告は相次ぎ，昭和34年には結核病学会で非結核性抗酸菌症のシンポジウムが開催されるに至っている．

2 ナイアシンテストの発明

　この間わが国の抗酸菌研究として無視できないのは東北大学抗酸菌研究所の今野淳によるナイアシンテストの発明である．

　それまでは既述のように抗酸菌の型分類の決め手は動物に対する病原性の強さに依存したものであり，大変な手間暇がかかった．しかし今野は1953年に種々の抗酸菌をソートン培地に植えてその培養濾液中に産生されるニコチン酸を定量し，人型結核菌のみが著しく多く産生することを見い出した[13]．人型結核菌は菌乾燥重量1 mgあたり10 μg以上のニコチン酸が検出されるのに対し牛型結核菌は1〜3 μg，非結核性抗酸菌は0.2〜0.5 μgしか検出されなかった．これは人型結核菌はニコチン酸を代謝することができず，菌体内に蓄積される一方であることによるらしい．1956年，今野は固形培地上のコロニーを掻き取りこれを呈色反応系で測定するナイアシンテストの原法を確立し[14]，それをあの有名なRunyonが固形培地上のコロニーに0.5 mLの熱水を注ぎ，別試験管に取りその中のニコチン酸を呈色反応で定性的に評価するより簡便な改良法を提案[15]，以後世界中で行われるようになった．今野自身が1964年に世界各国で人型菌2,171株に行われ99％が本法陽性であり，牛型菌153株中94％が陰性，非結核性抗酸菌は132株中100％陰性であったと報告[16]している．

　ナイアシンテストは菌の薬剤感受性などには左右されず唯一人型かどうかに依存するので，この発明がどれだけ非結核性抗酸菌の研究進展に役立ったかはいうまでもない．しかし臨床検査現場ではかなり危険度が高い青酸を常時使用するので，ある種の事故の原因にもなったとひそひそ話で聞いたことがある．

　非結核性抗酸菌の菌種同定は当時はナイアシンテストに引き続き，発育速度やコロニー性状，光発色性などの他いくつかの生化学的性状を組み合わせて行うが，この分野で国際的に大きな貢献をしたのは当時の国立療養所中部病院にいた束村である．彼は生化学的性状など88項目のcheckによりcomputer上でdendrogramを作成するという現代的な手法で驚くほど精緻な計数分類を行い，TB-complexや*Mycobacteri-*

um abscessus などいくつかの菌種の正確な分類学的位置づけに大きな業績を残している[17]. しかし, この束村が提案する「簡単な検査による抗酸菌の同定法」でも9本の培地で10種のtestを行うというもので, 一般病院検査室ではかなり困難なものであった[18].

これらは今日のように核酸による菌種同定が確立すると舞台から消え去った技術であったが, 歴史的な役割は大きかったといえる.

3 今日わが国では行われていない非結核性抗酸菌皮内反応と未解決の問題

昭和37年の日本医事新報社2007号に「日本における非定型抗酸菌感染の疫学的研究」という記事が掲載されている. 筆者は当時名古屋大学教授の岡田博で14施設を組織した研究班で全国の幼児から成人, 結核患者から健康者を含む計1万5,282名に結核菌ツベルクリン反応と非結核性抗酸菌抗原液皮内反応を行ったという今日からみても驚く規模の調査報告である[19].

この記事を読むと, わが国における非結核性抗酸菌皮内反応端緒は昭和34年に米国よりPPD-YとPPD-Bの提供を受け始まったようである. 一般に結核菌ツベルクリン液は結核菌を合成培地に培養し, その培養濾液を加熱殺菌後濃縮, さらに蛋白成分を塩析, 限外濾過で精製するとされている. 当時九州大学戸田などが塩化カルシウムでさらに核酸成分を除去した（今日の視点から考えるとこの核酸成分を除去したほうがよいのかどうかは自然免疫Toll-like receptorへの刺激を考えると議論があると思うが) より精製度の高い抗酸菌抗原液πを作成し[20], 岡田などはモルモットでこの抗原液の菌種特異性を確認後使用している.

結果としては結核未感染者の場合主に小中学生が対象であったが, ほとんど陽性反応はなく高校生集団でようやく少数にみるのみであった. わが国では広範囲にBCG接種が施行され, それぞれ相互の交叉反応を含めての解析は非常に困難さが伴っていた.

わが国での非結核性抗酸菌皮内反応の一定規模以上の実施はその後は広島大学細菌学教室の田坂などが作成したPPD-B, PPD-Yなどによる成績が報告されている[21].

重籐, 田坂は自衛隊員379名を対象にこれらを行いPPDs (結核菌ツベルクリン), PPD-B (*M. intracellulare*), PPD-Y (*M. kansasii*), PPD-F (*M. fortuitum*) の皮内反応を行い, 後二者では明らかな傾向を認めなかったが, PPD-BについてはPPDsより反応が大きな群が10代では15.8%にみられ, 年齢とともに増加し40〜53歳群では32.2%に認めたとしている.

わが国ではツベルクリン反応が基本的に発赤径で判定され, またBCG接種の影響が大きく外国との比較が難しいが, 国際的には非結核性抗酸菌皮内反応はかなり広範

囲に行われてきた．一般に非結核性抗酸菌によるツベルクリン液相当のものは sensitin と呼ばれ，概ね結核菌ツベルクリンと一緒に2液同時の皮内反応を行い，硬結5 mm 以上を陽性，ツベルクリン反応硬結より 3 mm 以上大きい場合を MAS dominant（もちろんこの 3 mm 以上というのは詳細な皮内反応の検討に基づいている）とし *M. avium* の感染があったと考えている．

1970 年代から 80 年代には北欧において学童の結果が集積され概ね MAC に対し約 10〜12％[22]，米国一般住民でやはり約 11〜16％ とされている[23]が年代が進むにつれ，また高齢になるほど陽性率は高くなる傾向にあり，2006 年のフロリダ一般住民では平均して 32.9％ である[24]．

このように，わが国においても諸外国でも概ね 40 代以降の成人では約 30％ 程度が *M. avium* に感染していると推定されるが，結核症と異なり，感染と発病の関係は全く解明されていない．ちなみに米国の data ではいずれも男性のほうにより *M. avium* 感染者が多い結果となっている．

この感染との関係でわが国で非結核性抗酸菌症用語として繁用されているが，誤解を招きかねないのは"一次感染型"，"二次感染型"という呼称である．

もともとこの用語は束村が 1975 年に提唱したものである[25]．そこでは一次感染型は画像上比較的壁の薄い空洞で周辺病巣がほとんどなく（単離型空洞）または円形乾酪巣で一部洞化を示す形で時間の経過とともに乾酪化と洞化を繰り返して大空洞と化していくと述べられ，二次感染型は硬化性空洞性肺結核の X 線像と区別できないものとしている．これらは英語にすれば primary infection type, secondery infection type になるが，結核病学では両者はかなり strict に定義され，Interferon-γ release assay (IGRA) などの登場後はさらに内容が詳しく吟味されるべき術語となっている．欧米でのわが国よりはるかに広範囲な sensitin による非結核性抗酸菌一次感染の追求を考慮すれば，束村の定義は単に画像上の類別で，実証された感染発病論に基づいた用語とはいえ，現に国際的にも受け入れられていない（英文 paper でも非結核性抗酸菌症に関してこの述語が使われているのはほとんど日本からのものである）．

したがって，近年よく使われる先行疾患のない肺 MAC 症を一次感染型と呼称するのは抗酸菌感染症論からは大きな誤解を生む表現であり，また提唱者の定義にも一致しないものである．語句に内在的な意味を持たせず純粋に形態表現である"中葉舌区型"とか"nodular bronchiectasis"のほうが現段階ではより適切な表現と考えられる．

先行する非結核性抗酸菌感染があると後での BCG 接種によるツベルクリン反応が抑制されることを既に中村が報告しているが[26]，英国から臨床疫学と動物実験を組み合わせた鮮やかな研究成果が報告されている．

Fine などは BCG 接種による結核発病予防効果に関する全世界 40 の論文のメタアナリシスを行い，高緯度地域では一定の予防効果がみられるが低緯度になればなるほどその効果が逓減していると報告し，その差は環境中の非結核性抗酸菌前感染ではな

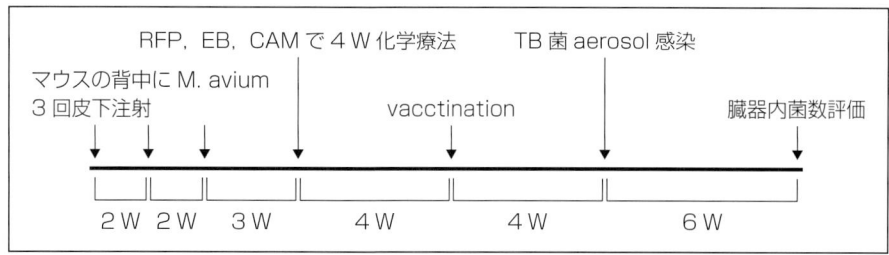

図2 本文中で取り上げた Brandt などの実験プロトコール概要

いかと推測した[27]．英国はアフリカ南部地域のマラウィ共和国カロンガ地区において長年にわたり結核，ハンセン病，非結核性抗酸菌症の疫学調査や BCG 接種の介入研究を多角的継続的に実施してきており，Fine などはカロンガ地区で BCG 接種がハンセン病予防には有効だが結核予防には有効でないことを確認し，また環境中から高い率での *M. avium* 検出を確認している[28]．Black などはマラウィの 443 名と英国の 180 名に対して BCG 接種前後の PPDs 皮内反応と PPDs 抗原刺激後の全血遊離 IFN-γ の測定を行い，マラウィでは BCG 接種 1 年後の皮内反応および IFN-γ の上昇が英国より有意に少ないことを報告した[29]．

さらに Brandt などはマウスに *M. avium* を一度感染させ RFP，EB，CAM で 4 週間化学療法後，BCG を接種，さらに 4 週間後に結核菌 aerosol 曝露感染を行い，6 週間後に臓器内菌数を評価した結果（図 2），*M. avium* 前感染のマウスの場合 BCG 接種効果の明かな減弱を見い出している[30]．つまり低緯度地域の環境中の *M. avium* 前感染が BCG 接種後の生菌の増殖を抑制し BCG による結核発病阻止効果を弱めたことを可能な限り実証したわけである．この一連の英国の研究はその射程の長さや系統的なアプローチにおいて見事としかいいようがない．

なお，Katila などが報告しているように BCG 接種を廃止したスエーデンで *M. avium* 頸部リンパ節症が有意に増加したように，BCG 接種は逆にその後の非結核性抗酸菌症発症を抑制しているのも事実である[31]．

4 非結核性抗酸菌症による石灰化について

図 3 は現在 83 歳の女性の胸部単純 XP とその CT 像である．

本例は 21 歳時肺結核を発病し，23 歳時左胸腔に人工気胸術を 1 年間施行し左肺は無気肺になったとされている．その後の画像経過は不明であるが，約 60 年後の胸部単純 XP では全肺野に石灰化した小結節影の散布の他，左胸郭には巨大な石灰化塊状影がみられている．

CT 画像では左肺全体は手拳大に縮小しそのすべてが石灰化，右肺が正中を越え左に大きく herniation を示し，すべての機能領域は右肺が占拠という特異な画像を呈

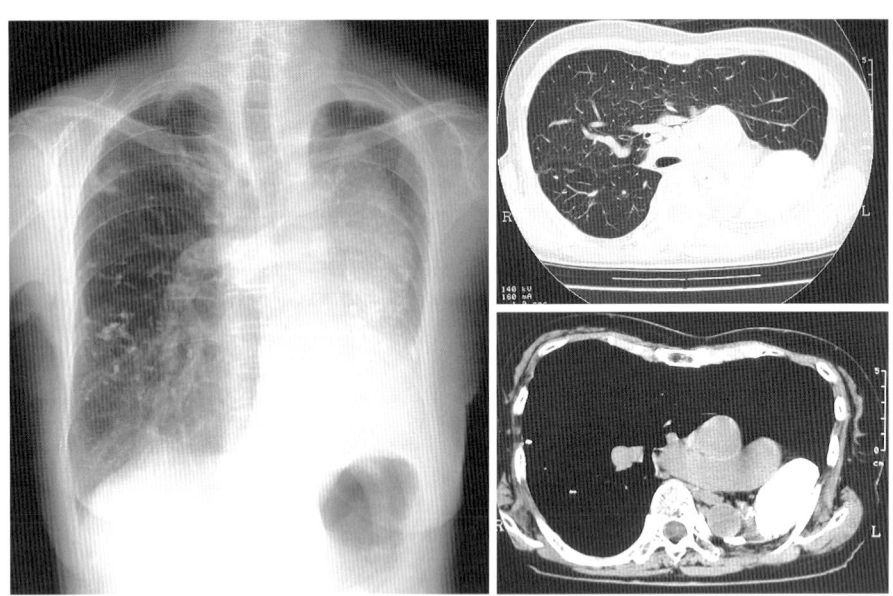

図3 肺結核による石灰化陰影の胸部単純X線像とそのCT画像

している.

　肺は腎臓とともに石灰化しやすい臓器とされ，結核症の場合は一般に浸出性変化の強い乾酪性病巣に石灰化が起きてくるとされている[32]．しかしこの石灰化の機序は今日でもあまり明らかではないようである．

　Ca自体が結核の感染や防御にとってどのような役割を果たしているのかは明らかではないが，鉄イオンは結核菌の増殖にとって必須であり宿主の鉄イオンの奪取が感染動物においてみられる．モルモットに微量の結核菌エアゾル感染によって形成される初感染病巣壊死部分にはフェリチンと結合した鉄成分と行動をともにするCaが観察される[33]．すなわち結核病巣でのCaの挙動はCa単独の行動ではなく鉄，燐などmineral全般の行動の一部と考えられる．

　骨組織のある病理組織標本の脱灰に酸が使われるように，酸は石灰組織を融解するがアルカリは逆にCa沈着をきたす．強い炎症部分に集積したCa, Pはその時点の組織pHは酸性であり溶融しているが，炎症が治癒することにより組織のpHが酸からアルカリ側に移行し，そこで初めてリン酸カルシウムとしてその部位に析出，沈着するようである[34]．

　炎症が治癒した結果石灰化するのであり，石灰化が炎症を治癒するのではないにもかかわらず結核症治癒の目的でカルシウム注射が結核患者の45%に行われていた過去[35]もあったのである．しかし冒頭で紹介したような左肺全葉が一塊となる高度な石灰化は，上記の炎症巣におけるCa沈着のみでは説明困難である．

　Bloodwarthなどは炎症の伴わない肺実質で血流の途絶のみによる石灰化を報告し，その機序としCO_2供給の途絶による組織のアルカリ化をあげている[36]．提示例のよ

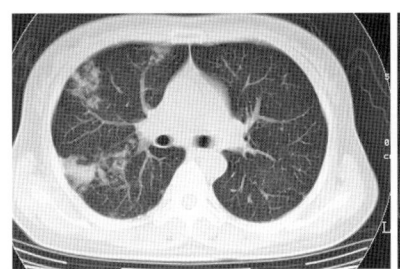
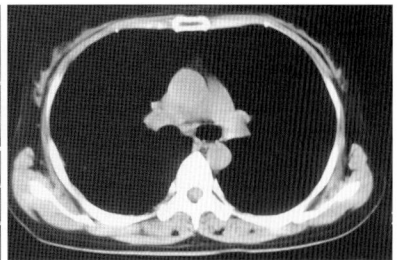

2003.2

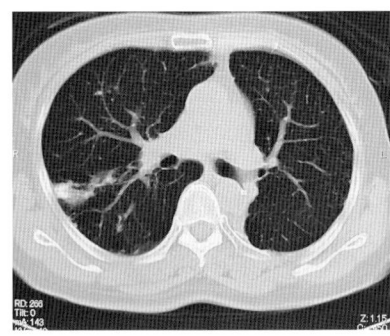
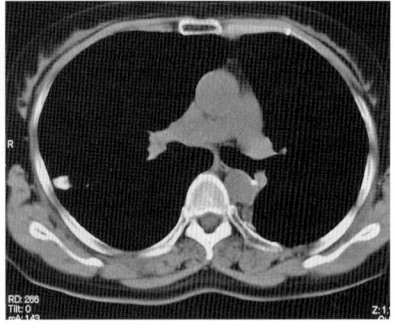

2009.6

図4 肺MAC症による病巣石灰化の1例

Mycobacterium avium 症の経過を示すが 2003.2 の右肺病巣には石灰化はみられないが 2009.6 の同部位には強固な石灰化所見がみられている．2009.6 の左下葉枝入口部に小さな高濃度領域がみられるが，これは左下葉切除後のクリップである．

うな石灰化は全葉に及ぶ高度の無気肺により生じた血流途絶も大きな要素として考えられるであろう．

　石灰化は炎症が終息した指標にはなるが，菌が死滅し安全というわけではなく，Canetti の報告では完全な石灰化巣での結核菌培養を行うと 25％ に陽性であったとしている[37]．このような炎症による石灰化は結核症固有のものではなく *Histoplasmosis* や水痘などのウイルス感染症でもみられるが，非結核性抗酸菌症でも結核よりは軽微であるが石灰化はみられる．以前は私自身，非結核性抗酸菌症 X 線所見では石灰化はほとんどみられないと考えていたが，その後の検討でこの見解は修正せざるをえなかった．

　図4は50代女性の *M. avium* 症例であるが，同一部位の追跡で以前には石灰化のない consolidation だったものが6年後には強固な石灰化を伴う塊状影になっているのが明白である．

　図5は60代女性，やはり *M. avium* 症例であるが最初病巣部に石灰化陰影はみられないが6年後には散在性に石灰化 spot lesion がみられ，その数ヵ月後にはそれらがまた消失しているのがみられる．

　すなわち *M. avium* 症でも石灰化は起きるが，結核症と異なり *M. avium* 症は現行薬剤では治癒しないのでたとえ石灰化ができても強固に定着せず，炎症の持続により

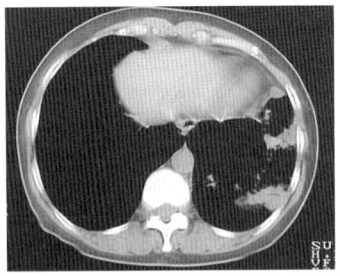
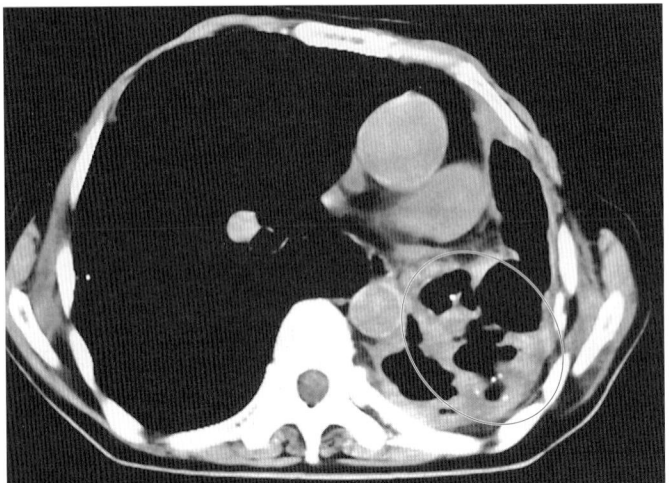
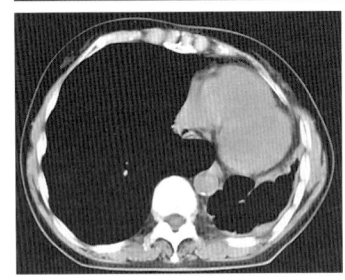

図5 石灰化病巣が出現したが，その後消失した肺MAC症画像

胸郭内病巣の強い変形があるが 1994.10 ではみられなかった石灰化所見が 2000.11 には spot 状に散在している．しかし 2001.9 には石灰化所見は消失している．

再融解していくため，M. avium 症画像所見で石灰化を目の当たりにすることが結核症よりはるかに頻度が低いと解釈される．

結核症の石灰化も絶対不変ではなく，特に小児結核の石灰化病巣はかなりその後消失がみられるとのことである[38]．

これらのことは逆に非結核性抗酸菌症により起きた石灰化が持続している状態は，その部位では非結核性抗酸菌症病変は治癒したと解釈可能であり，いろいろな場面で役立つ指標である．もちろん，以前からの結核症による先行石灰化病巣がある場合は除外しなければならない．

5 Aminoglycoside のこと

　SM（streptmycin）とかKM（kanamycin）などは名前は有名であっても多くの呼吸器科医にとっては使用頻度の少ない古めかしい注射薬である．

　SMはPC（penicillin）と違って偶然の発見ではなく史上初めて目的意識的な土壌菌の探索から1944年発明された抗菌薬であり，発明者のワックスマンはわずか3頁の論文でノーベル賞を授与されたのである．1982年コッホによる結核菌発見100周年の際，米国の製薬会社によりSM投与第1号である女性の患者が大変な努力の末に見い出され健在であったことは有名な話である．

　KMは1957年，日本の梅沢により発明され，AMK（amikacin）は，やはり日本でKMから誘導された抗生物質である．

　しかし，これらaminoglycosideは非結核性抗酸菌症化学療法にとってはCAM以外には唯一単独でも抗菌効果を発揮しうる薬剤として重要な存在である．

　Aminoglycosideの有用性について2007年の米国ATS/IDSAのガイドラインでは未解決の7課題の一つになっていたが，わが国小橋などが行った研究が明らかにした[39]．これは肺MAC症化学療法の標準レジメンとされるCAM，EB，RFPの経口薬投与に初期3ヵ月のSM併用が有用かどうかを生理食塩水をplaceboとした多施設共同二重盲検無作為対象比較試験で明らかにしたものである．160例がentryし146例が無作為に割付けられたが，菌陰性化および画像の改善はSM併用群が有意に優れていた．しかし，再排菌率，臨床症状の改善，副作用頻度には群間に差がなかったと報告している．興味深い点は，SM感受性菌はA群で74%，B群で67%であったが，SM感受性菌であったかどうかは菌陰性化とは関係がなかったとしている．

　悩ましいのは臨床では未だにエビデンスレベルの成績が得られていないがSM，KM，AMKの何が最も有用なのかである．

　以前の束村[40]や久世[41]などのわが国の検討では概ねSMよりKMが優れ，Heifetzなどの検討[42]ではSM＞AMK＞KMだった．これらは勿論わが国の実際の臨床分離株による成績が重要であるが，山根などによる7施設728臨床分離株によるブロスミック開発時の評価は貴重であり，それらでは*M. avium*の場合AMK＞KM＞SMであり[43]，これは我々の臨床感覚とよく一致すると思われる．

　しかしAMKは基本的に静脈投与薬剤であり，MAC症治療のように長期の外来治療では筋注のKMのほうが実用的である．

　我々はaminoglycoside投与前の臨床分離*M. avium*菌株の中でMICが8μg/mLとなる1株を選択しSMおよびKMの経時的な殺菌活性（Time-kill assay）を検討したが[44]SM，KMとも16μg/mL以上では経時的に*M. avium*菌の減少が認められ，32μg/mL以上では10日目で菌はほぼ検出されなかった（図6）．

　Aminoglycosideの大きな利点は他の内服抗菌薬と異なり，簡単に高い血中濃度を得ることができることである．SM 1gなどの筋注で1時間後には40μg/mLに簡単

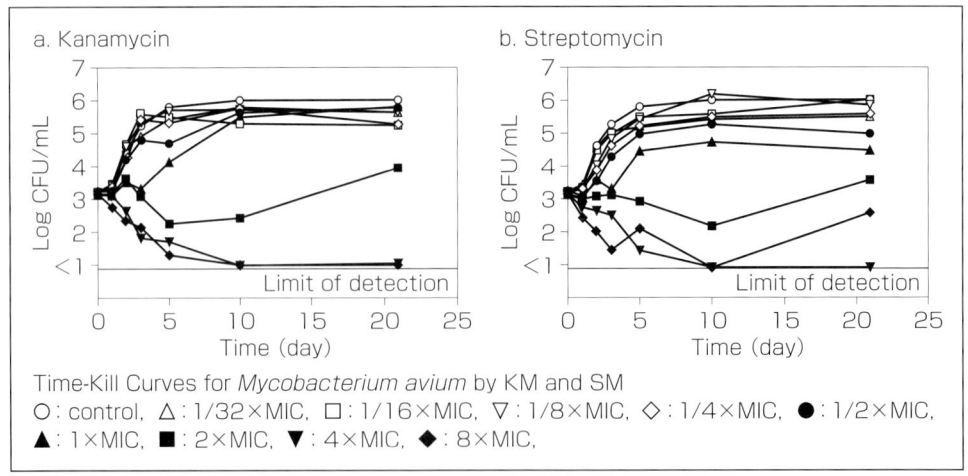

図6 *M. avium* に対する KM および SM の Time-kill assay

文献44に提示されている *M. avium* に対する KM および SM の time-kill curve を示す．10日以上の経過で菌数が再び増加しているのは耐性獲得によるものと示唆される．

鈴木あゆ美，西村富啓，太田和秀一，他：Mycobacterium avium Complex 症に対するカナマイシンの治療効果に関する検討．日本薬学会 YAKUGAKU ZASSHI 128(3)：457, 2008[44]より転載．

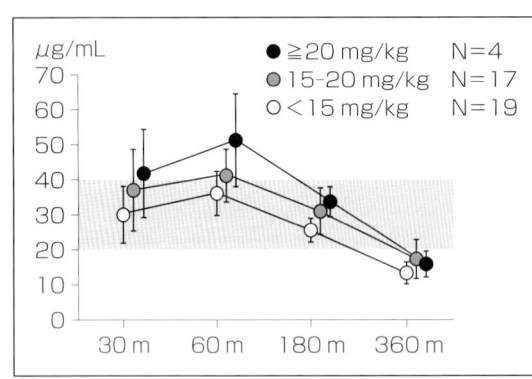

図7 SM 筋注後の血中濃度の推移

川津泰仁，相良眞一，三浦雅恵，他：蛍光偏光免疫測定法（FPIA 法）による肺結核患者の Streptmycin（SM）および Kanamycin（KM）血清中，尿中濃度測定．基礎と臨床 19：3449-3460, 1985[47]を基に作図．

に到達する．しかしそれは逆に第8神経障害などの副作用をきたしやすいということである．SM や KM は以前は抗結核薬として汎用されたためにこれら副作用に関する検討は多く行われ 40〜50 μg/mL 以上は中毒域とされてきたが[45]，近年の検討はわずかに Peloquin などによるもののみである．

彼らは87例の結核症および非結核性抗酸菌症について aminoglycoside を SM, KM, AMK 毎に 15 mg/kg（理想体重）を5日間/週と 25 mg/kg（理想体重）を3回/週の計6群に randomize し，投与方法はすべての薬剤で30分間の静脈投与で行われている．聴覚毒性の出現を検討し 37% に出現したが，そのリスクは投与群別には依存せず，高齢かどうかと，累積総投与量の2つのみに有意に相関を示したと結論づけている[46]．しかし6群のすべてで Cmax 中央値は最低でも 44 μ/mL であり，特に 25 mg/kg 週3回群はいずれも 70 μg/mL を越えており，この trial はすべての群で聴覚毒性の発現リスクが高かったデザインといえる．

筋注法では1985年に我々の行った47例での検討（図7）ではSMおよびKM双方で15mg/kgならCmaxが40μg/mLを越えることはほとんどなく[47]，また岩井などによる1986年，29例の検討でもオーディオメーターでの8,000Hz，30db以下の低下は累積総投与量よりCmax，あるいは$t_{1/2}$に依存し，Cmaxが35μg/mL以上だと聴覚障害の危険性が高くなると報告している[48]．

aminoglycosideは投与後血中から蝸牛管内リンパ液に移行するが，そのリンパ液中濃度の低下にはタイムラグがあり[49]Cmax値も重要だが，低いトラフ値を実現することが蝸牛管内部の有毛細胞損傷を防ぐのに重要であり，高齢者のように腎機能が低下する場合も考慮すれば連日投与は好ましくないと考えられている．つまりaminoglycoside投与はわが国現行ガイドラインが推奨する15mg/kg以下を週2回〜週3回筋注がより安全な投与法といえる．

なお，SMもKMも昔"SMショック"と言及されたアナフィラキシーショックを起こす可能性があるが，私のようにかなり多くSMまたはKMを投与してきた臨床40年間で，shockに遭遇したのは1例のみであった．これはSM筋注約5分後ショックをきたしたがアドレナリン皮下注のみで回復した．

aminoglycosideは基本的に細胞内には入らず，したがってAIDS合併MAC症のように多くの菌が細胞内に生息するような病態より肺MAC症のように細胞外にも多数の菌が存在する病態，特に均等影や空洞などの病巣にはより効果的と推定されるが本当にどうであるのかは未だ不明である．

文献

1) Chester ED: A maual of determinative bacteriology. Macmillan Co. New York, p356, 1901
2) Sternber GM: Manual of bacteriology. W and Wood Co. New York, p392, 1892
3) Lehmann KB, Neumann RO: Atlas und Grundriss der Bakteriologie und Lehrbuch der spieziellen bakteriologishen Diagnostik. Teil II, J. F. Lehman, Munchen, p370, 1896
4) Crow HE, et al: A limited clinical, pathologic and epidemiologic study of patients with pulmonary lesions associated with atypical acid-fast bacilli in the sputum. Am Rev Tuberc Pulm Dis 75: 199-222, 1957
5) Runyon EH: Mycobacterium intracellulare. Am Rev Respir Dis 95: 861-865, 1967
6) Cuttino JT, McCabe AM: Pure granulomatous nocardiosis. Am J Pathol 25: 1-48, 1949
7) Pansini S: Einige neue Faelle von Geflugel-Tuberkulose bei Menschen und Saugethieren. Deutsche Medizinishe Wochenschrift 35: 694-697, 1894
8) Kruse W: Ueber das Vorkommen der sog. Huhnerttuberculose beim Menschen und bei Saugethieren. Beitrage zur pathologisschen Anatomie 12: 544-551, 1893
9) Crow HE, King CT, Smith CE, et al: A limited clinical, pathologic, and epidemiologic study of oatients with pulmonary lesions associated woth atypical acid-fast bacilli in the sputum. Am Rev Tebercl Pulm Dis 75: 199-222, 1957
10) Sato S: Ein Fall papulo-nektorishcer Tuberkulide, hervorgerufen durch Geflugetuberkelbacillen. Archiv fur Dermatologie und Syphilis 171: 335-350, 1935
11) 占部　薫，橋本　直：外科的結核症ヨリノ牛型菌検出成績．結核 19：695-701, 1941

12) 染谷四郎, 林 治：患者喀痰より長期間に亘って排出された一抗酸性菌について. 日細菌誌 **7**：605, 1952
13) Konno K: The metabolism of nicotinic acid of acid-fast bacilli. proc Japan Acad **29**: 289, 1953
14) Konno K: New chemical method to differentiate human type tubercle bacilli from other mycobacteria. Science **124**: 985, 1956
15) Runyon EH, et al: Distinguishing mycobacteria by the niacin test. A modified piocedure Am Rev Tuberc **79**: 663, 1959
16) 今野 淳：ナイアシンテストによる人型結核菌の生化学的鑑別法とその意義. Vitamins **29**: 202-293, 1964
17) 束村道雄, 水野松司, 村田 浩：*Mycobacterium tuberculsois, M. africanum, M. bovis* および *M. microti* の関係についての計数分類学的解析. 結核 **54**：491-497, 1979
18) 束村道雄, 水野松司, 村田 浩：簡単な検査による抗酸菌の同定法. 結核 **57**：335-342, 1982
19) 岡田 博：日本における非定型抗酸菌感染の疫学的研究. 日本医事新報 **2007**：22-29, 1962
20) 高橋昭三：結核菌の免疫学-結核菌の臨床細菌学. 財団法人結核予防会, 東京, p52, 1970
21) 重藤えり子, 田坂博信：健康有志における非定型抗酸菌ツベルクリン-PPD-B, PPD-Y. 結核 **68**：283-291, 1993
22) Hansen KN, Heltberg I, Hjelt K: Sensitivity to tuberculin and sensitins from atypical mycobacteria in 100Sanish school children. Dan Med Bull **36**: 334-401, 1989
23) Khan K, Wang J, Marras TK: Nontuberculous mycobacterial sensitization i the Unites States. Am J Respir Crit Care Med **176**: 306-313, 2007
24) Reed C, Rey CF, Cahmblee S, et al: Environmental risk factors for infection with *Mycobacterium avium* complex. Am J Epidemiol **164**: 32-40, 2006
25) 束村道雄：Mycobacterium intracellulare 肺感染症の X 線像（一次感染と二次感染）. 結核 **50**：17-30, 1975
26) 中村玲子, 後藤義孝, 木ノ本雅道：非定型抗酸菌の前感染が BCG 免疫に及ぼす影響. 結核 **65**：581-584, 1990
27) Fine PEM: Variation in protection by BCG: implications of and for heterologous immunity. Lancet **346**: 1339-1345, 1995
28) Fine PEM, Floyd S, Stanford JL, et al: Envoronmental mycobacteria in northan Malawi: implications for epidemiology and leprosy. Epidemiol Infection **126**: 379-387, 2001
29) Black GF, Weir RE, Floyd S, et al: BCG-induced increase in interferon-gamma response to mycobacterial antigens and efficacy of BCG vaccination in Malawi and the UK: two randomised controlled studies. Lancet **359**（9315）: 1393-1394, 2002
30) Brandt L, Cunha JF, Olsen AW, et al: Failure of the *Mycobacterium bovis* BCG Vaccine: Some Species of Environmental Mycobacteria Block Multiplication of BCG and Induction of Protective Immunity to Tuberculosis. INFECTION AND IMMUNITY **70**: 672-678, 2002
31) Katila ML, Brander E, Backman A: Neonatal BCG Vaccination and mycobacterial cervical adenitis in childhood. Tubercle **68**: 291-296, 1987
32) 岩崎龍郎：結核の病理. 保険同人社, 東京, p105, 1951
33) Basaraba RJ, Bielefeldt-Ohmann H, Eschelbach EK, et al: Increased expression of host iron-binding proteins precedes iron accumulation and calcificatio of pr in experimental tuberculosis in the guinea pig. Tuberculosis **88**: 69-79, 2008
34) Cahn ED, Morales DV, Welsh CH, et al: Calcium deposition with or without bone formation in the Lung. Am J Respir Crit Care Med **165**: 1654-1669, 2002
35) 砂原茂一, 上田 敏：ある病気の運命. 東京大学出版会, 東京, p177, 1984
36) Bloodworth J, Tomashefski JF: Localised pulmonary metastatic calcifi-cation associated with pulmonary artery obstruction. Thorax **47**: 174-178, 1992
37) Canetti G: The tubercle bacillus in the pulmonary lesion of man. New York springer publishing co inc, 1955

38) Morrison JB: resorption of calcification in primary pulmonary tuberculsosis. Thorax **25**：643-648, 1970
39) Kobashi Y, Matsushima T, Oka M: A double-blind randomized study of aminoglycoside infusion with combined therapy for pulmonary Mycobacterium avium complex disease. Respir Med **101**: 130-138, 2007
40) 束村道雄：試験管内感受性検査から見たStreptmycin, Kanamycin, Enviomycinの非定型抗酸菌症に対する臨床効果の推定．結核 **64**：557-562, 1989
41) Kuze F, Kurasawa T, Bando K, et al: In vitro and *in vivo* susceptibility of atypical mycobacteria to various drugs. Rev Infect Dis **3**: 885-897, 1981
42) Heifets LB, Lindholm-Levy P: Comparison of bactericidal activities of streptomycin, amikacin, kanamycin, and capreomycin against *Mycobacterium avium* and *M. tuberculosis*. Antimicrob Agents Chemother **33**: 1298-1301, 1989
43) 山根誠久, 翁長小百合, 斎藤 宏, 他：Middlebrook合成培地での抗酸菌感受性試験（第4報）．臨床病理 **50**：381-391, 2002
44) 鈴木あゆ美, 西村富啓, 大田和秀一, 他： Mycobacterium avium complex症に対するカナマイシンの治療効果に関する検討．YAKUGAKU ZASSHI **128**: 451-460, 2008
45) Barza M, Scheife RT: Anti microbial spectrum, Pharmacology and therapeutic use of antibiotics-Part 4 aminoglycosides. Am J Kosp Pharm **34**: 723-737, 1977
46) Peloquin CA, Berning SE, Nitta AT, et al: Aminoglycoside toxicity: daily versus thrice-weekly dosing for treatment of mycobacterial diseases. Clin Infect Dis **38**: 1538-1544, 2004
47) 川津泰仁, 相良眞一, 三浦雅恵, 他：蛍光偏光免疫測定法（FPIA法）による肺結核患者のStreptmycin（SM）およびKanamycin（KM）血清中, 尿中濃度測定．基礎と臨床 **19**：3449-3460, 1985
48) 岩井章洋, 上野裕和, 松川智洋, 他： ストレプトマイシンの血中濃度測定とファーマコキネティクス．病院薬学 **12**：393-400, 1986
49) 徳増厚二：薬剤と聴覚・平衡障害．株式会社ミクス, 東京, p47-59, 1995

B. 肺非結核性抗酸菌症の診断

1. 肺非結核性抗酸菌症の画像診断

独立行政法人国立病院機構東名古屋病院臨床研究部　中川　拓，小川賢二

1 はじめに

　肺非結核性抗酸菌症を画像所見のみで診断することはできない．しかしまず画像から非結核性抗酸菌症を疑うことが診断の第一歩となる．特に近年わが国において，無症状で検診発見される肺MAC症が急増している．肺MAC症の画像所見，特に胸部CT所見の特徴を理解しておくことは重要である．

　また，抗酸菌感染症の中におけるNTMが占める割合が増加している現在，喀痰抗酸菌塗抹検査が陽性になってもすべて即，結核＝隔離入院と考えるのではなくて，総合的な判断が必要になる．結核とNTMとの鑑別はもちろんPCRなどの菌検査によるが，結果が判明するまでの判断材料の一つとして画像所見が重要である．

　本稿ではNTMの中で最も多くみられる肺MAC症の画像所見について主に述べるが，他の菌種に対しても応用可能である．

　日本結核病学会・日本呼吸器学会合同のNTM診断基準「肺非結核性抗酸菌症診断に関する指針-2008年」[1]によれば，臨床的基準（臨床症状ありが外された）は以下の2項目を満たすこと，とされている．

　①胸部画像所見（HRCTを含む）で，結節性陰影，小結節性陰影や分枝状陰影の散布，均等性陰影，空洞性陰影，気管支または細気管支拡張所見のいずれか（複数可）を示す．但し，先行肺疾患による陰影が既にある場合は，この限りではない．

　②他の疾患を除外できる．

　このような曖昧な基準となっているのは，NTMが呈するさまざまな画像パターンに対応するためである．この臨床的基準に加え，細菌学的基準を満たせばNTMと診断できる．

2 肺NTM症の病型

 肺NTM症は，その臨床像より結核類似型，小結節・気管支拡張型，孤立結節型，全身播種型，過敏性肺臓炎型の5つの病型に分類され，それぞれ異なる画像パターンを呈する．

a. 結核類似型

 ATS/IDSAのガイドライン[2]では fibrocavitary type（FC型）と呼ばれる病型に相当する．胸部単純写真にて上肺野に好発する空洞形成がみられるのが特徴である．基本的に結核と類似する陰影であるが，結核と比較して，周囲に浸潤影をあまり伴わない薄壁空洞，経気道的というよりはむしろ胸膜から連続的な進展様式が特徴である．胸水は非常にまれである．喫煙男性に多く，陳旧性肺結核やCOPD，塵肺などの既存の肺疾患を有する例が多い．一般的には比較的進行が早く，小結節・気管支拡張型と比べて予後が悪いとされている．

 図1，2に典型的な結核類似型肺MAC症の画像を示す．このように大きな空洞があると，大量の菌が存在し薬剤濃度も上昇しにくいため薬物療法の効果に限界があると考えられる．図2の症例では内科的治療を行っても改善がみられなかったが，外科手術を含めた集学的治療を行い良好な経過を得ている．

b. 小結節・気管支拡張型

 ATS/IDSAのガイドライン[2]では nodular/bronchiectatic type（NB型）と呼ばれる病型に相当する．胸部単純写真では中下肺野優位の分布であり，HRCTでは多発性気管支拡張に伴う中下肺野の非空洞性の径5mm未満の小結節影の集簇を呈する例が多い．図3，4に典型的な小結節・気管支拡張型の肺MAC症の画像を示す．基礎疾患をもたない中高年女性に近年急増している肺MAC症の多くがこのタイプであり，中葉舌区に好発するため中葉舌区型と呼ばれることもある．

 末梢気道の炎症を反映した分岐状陰影（図5）がみられることも多い．小葉中心性小結節影・粒状影に連続してみられるため，ちょうど枯れ木の枝から芽が出る様子に似ているところから"tree-in-bud appearance"と呼ばれる．結核をはじめとして small airway を侵すさまざまな疾患でみられる所見[3]であるが，NTMでも高頻度にみられる所見である．

 気管支拡張自体はNTMに特異的なものではない．Swensenら[4]は，CTで気管支拡張所見のみられる100例を多発性小結節影のみられる24例と多発性小結節影がない76例に分けてMACの検出率を比較し，気管支拡張＋多発性小結節影のCT所見が感度80％，特異度87％，正確度86％でMAC検出を予測したと報告している．

 田中らの肺MAC症のCT所見の経時的な検討[5]によれば，それぞれの病巣はまず胸膜直下の小結節影の集簇として発症し，潅流気管支と臓側胸膜の両方向に進展して気管支拡張像や胸膜肥厚像を形成し，最終的に肺葉の虚脱を伴う嚢状気管支拡張へと進行する．その経過中に，他葉にも小結節病変が出現し，各病変が同様の進展を示し

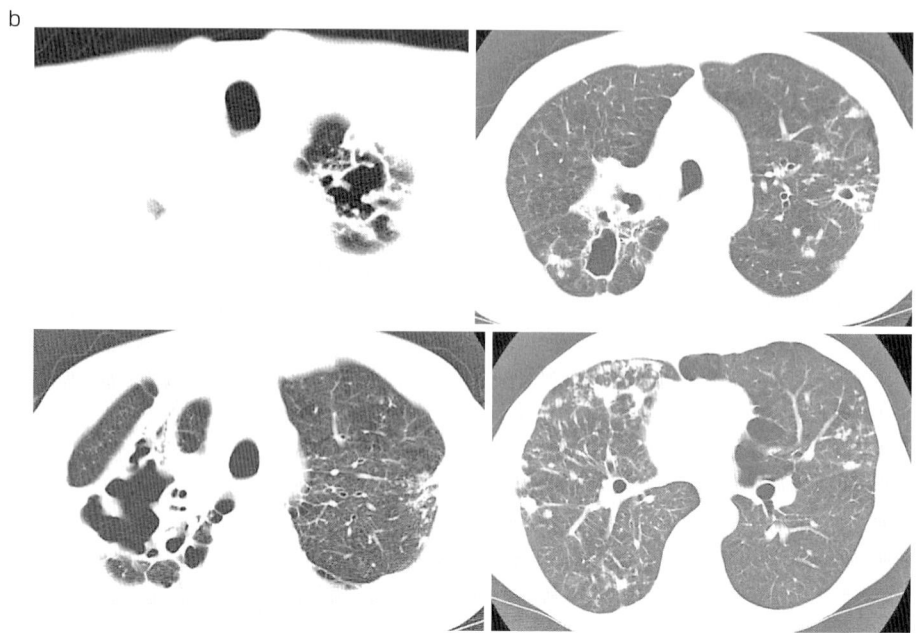

図1 結核類似型肺 MAC 症
a. 胸部 X 線写真．両上肺野の空洞および右肺優位の浸潤影をみとめる．
b. 胸部 CT．両側多発性の空洞影および浸潤影，多発結節影をみとめる．右中葉にも陰影があるが，両上葉の空洞影が主病変と考えられる．基礎疾患として COPD を合併している．

た．既存の肺疾患をもたない一次感染型においては全例で経過中に他の肺葉に新たな病変の出現が認められ，一方，二次感染型は，一次感染型と同様の形式で進展する例と，長期間の観察でも進展がみられなかった例に分かれたという．

　肺 MAC 症の経過を追うと気管支拡張所見が悪化することから，MAC 自体が気管支拡張をひき起こすと考えられているが，本当に何も病変のない健常肺に MAC が感染して起こる一次性感染症なのかどうかは結論が出ていない．蛇澤ら[6]は肺疾患を除外した一般の剖検例 83 例の検討から，4 割強の症例に中葉・舌区の非特異的病変が認められたと報告している．最も頻度の高かった所見は胸膜に接する小葉内の線維性虚脱であり，細気管支炎が 10% 弱に認められ一部の症例では中枢側の気管支拡張を

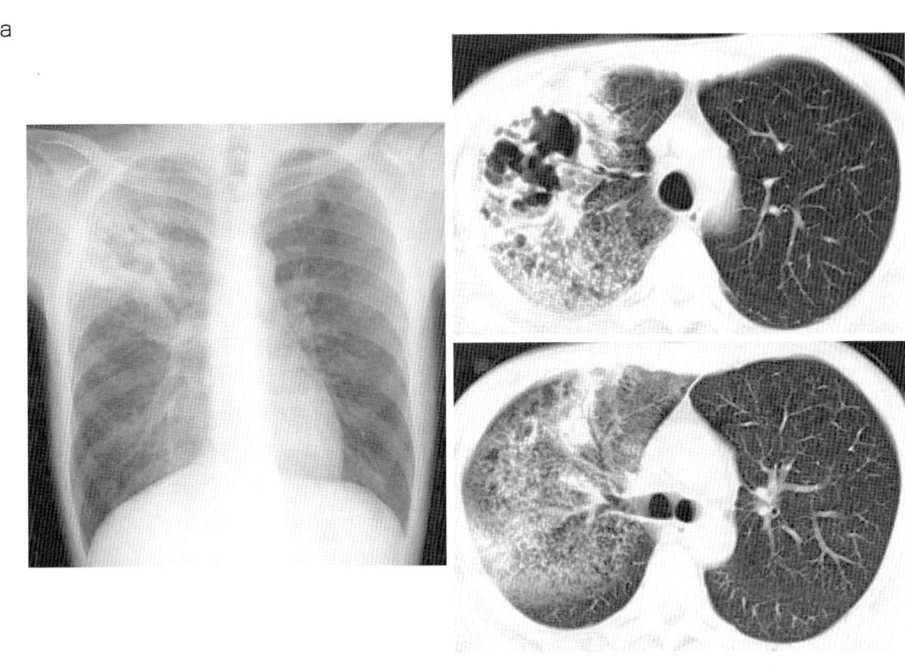

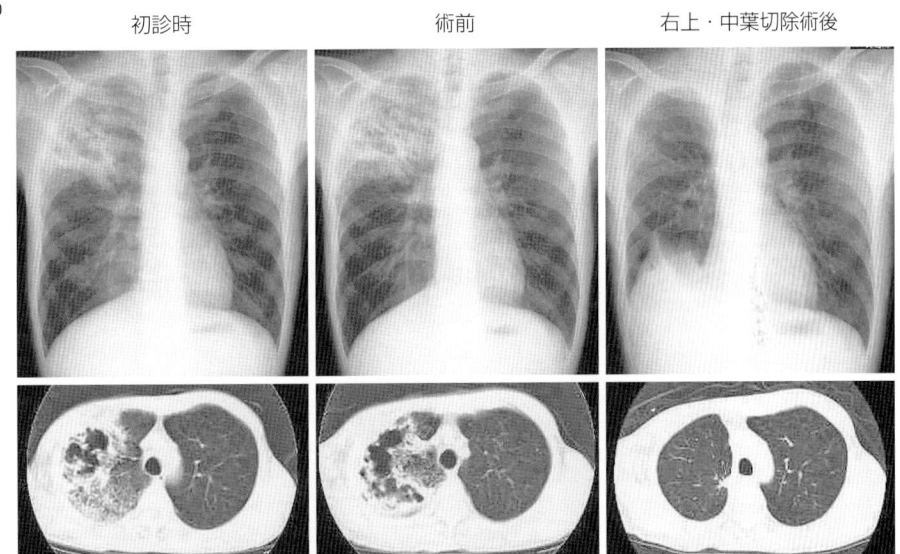

図2 結核類似型肺 MAC 症
- a. 胸部 X 線写真および胸部 CT．右肺上葉に大きな空洞影および周囲の浸潤影，気道散布性粒状影をみとめる．結核との鑑別は困難である．
- b. 薬物療法を行ったが画像の悪化をみとめ，右肺上中葉切除と薬物療法の併用で良好な経過を得た．

きたしていた．線維性虚脱および細気管支炎は女性に有意に高く，女性では高齢になるに従い高くなる傾向にあった．これらから，小結節・気管支拡張型の肺 MAC 症が非特異的病変に続発した感染症である可能性を指摘している．

本病型の臨床経過は症例によってかなりばらつきがあり，無症状で画像も比較的安

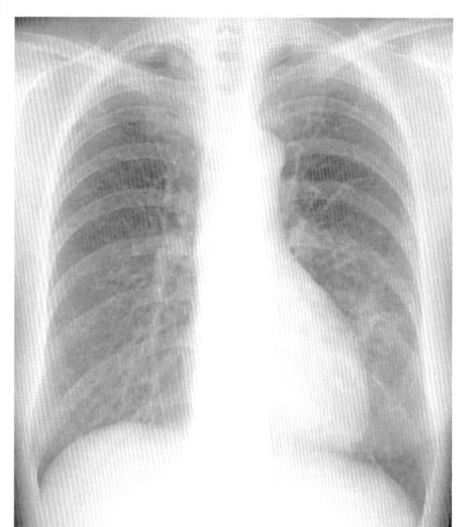

図3 小結節・気管支拡張型肺 MAC 症
a. 胸部 X 線写真
b. 胸部 CT. 左舌区の虚脱を伴う囊状気管支拡張がみられる. 比較的早期とみられる胸膜直下の小結節影の集簇が両上葉,左下葉にみとめられる.

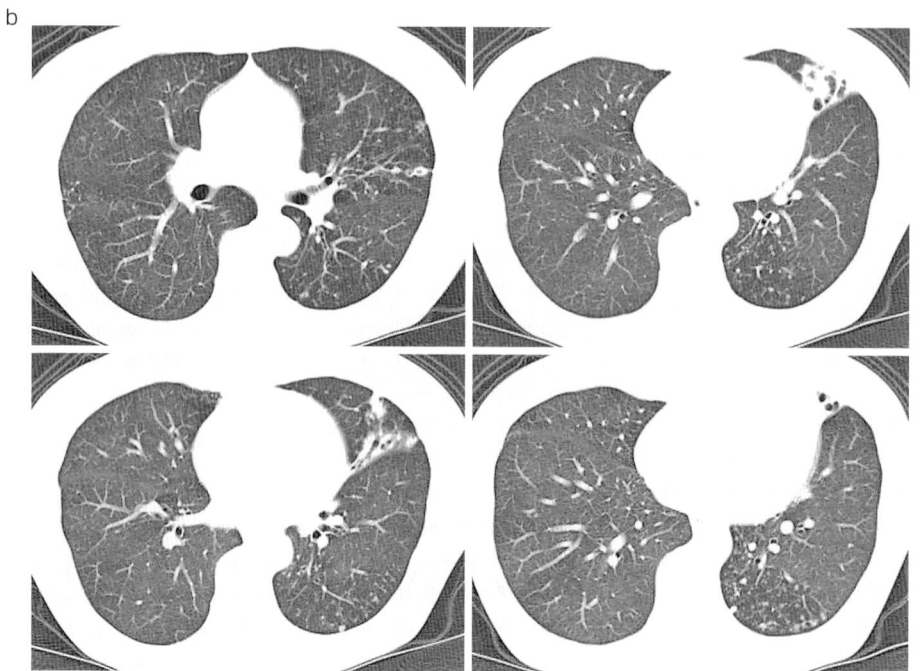

定しているものから,治療を行っても急速に悪化していく症例もあるが,多くの症例では 10 年以上の経過で緩徐に進行悪化していくと考えられている. 進行例では空洞を有する例も多く, 必ずしも結核類似型と区別できない例も経験する.

c. 孤立結節型

肺癌と鑑別が難しいような孤立結節影を呈する NTM も報告されている[7]. 辺縁はスムースなものもあれば不整なものもあり, 胸膜陥入像がみられることもある. PET 検査で陽性となってしまうこともあるために癌と鑑別することは困難である.

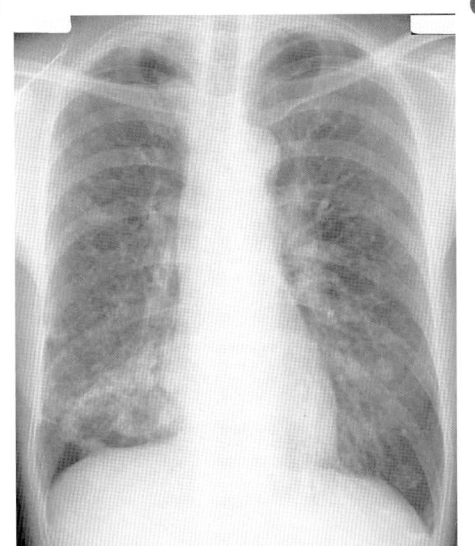
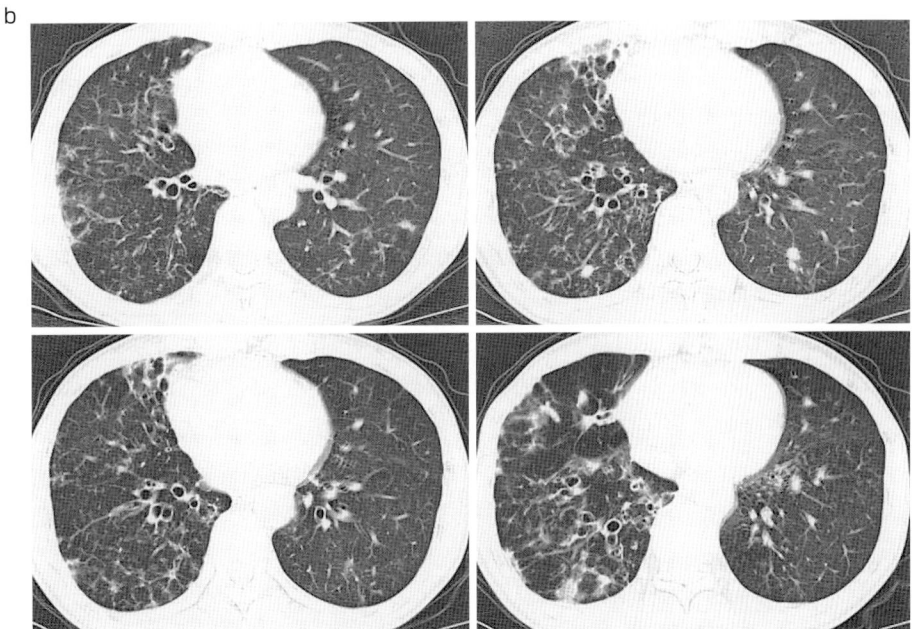

図4 小結節・気管支拡張型肺 MAC 症
a. 胸部 X 線写真．右下肺野優位の浸潤影，線状影，結節影が両側にみとめられる．気管支拡張所見もみられる．
b. 胸部 CT．右中葉中心に多発性気管支拡張がみられ，結節影・小結節影が多発している．胸膜直下優位に浸潤影もみられる．

肺癌の可能性が否定しきれないために外科手術で摘出されて診断がつく場合が多いが，このとき抗酸菌培養および PCR を含む細菌学的検査を同時に行うことが重要である．病理組織検査のみで結核腫と診断されてしまうことがあるので注意が必要である．

ちなみに ATS/IDSA のガイドライン[2]では expert consensus として，孤立結節を摘出できれば curative であり追加の薬物治療は必要ない，と述べられているが，日本結核病学会により 2008 年に示された「肺非結核性抗酸菌症に対する外科治療の指

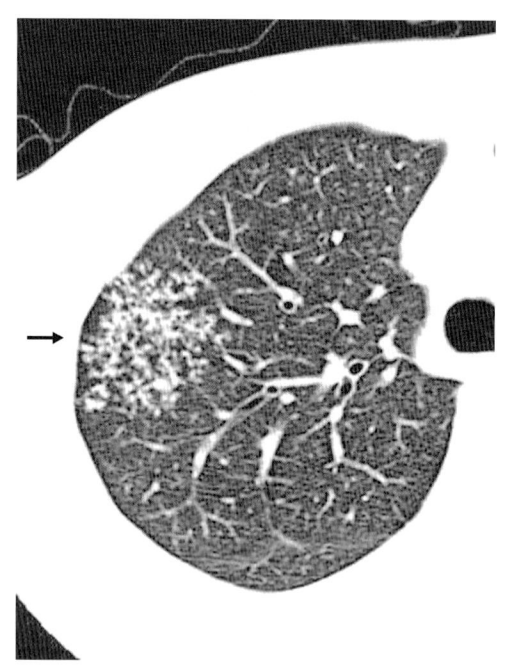

図5 肺MAC症でみられる分岐状陰影（矢印）

針」[8]では，「術後化学療法が必要かどうかはエビデンスがなく今後データの集積が必要と考える．但し周辺散布巣がないという確認は1 cmスライスCTでは不十分でthin section CTなどによる確認が必要である」と慎重に述べられている．

d. 全身播種型

AIDS患者でCD4陽性Tリンパ球数が50未満というようなかなり進行した症例においてみられる．発熱に加えて，体重減少，食欲不振，消化器症状をみとめ，身体所見では腹部の圧痛や肝脾腫をみとめる[9]．菌種はほとんどが*M. avium*であり，経口的に消化管から感染するといわれている．血液培養による菌の証明により診断される．肺病変の合併はまれであり，縦隔リンパ節腫大はみられても肺野の所見は乏しい場合が多い．

e. 過敏性肺臓炎型

MACに対する過敏性肺臓炎と考えられている疾患である．MACで汚染された浴槽から空気中に浮遊したMAC菌体を吸入することにより起こるとされており，"hot tub lung"と呼ばれている[10]．画像的には過敏性肺臓炎に特徴的な，びまん性のスリガラス影と小葉中心性の粒状影を呈する．

3 結核とNTMの鑑別

感染症の原則として画像所見のみで診断することはできず，結核を完全に否定する

ことは難しいが，ある程度画像から予想することはできる．結核の好発部位はS1，S2，S1+2，S6である．中葉・舌区に気管支拡張所見があれば結核よりも肺MAC症の可能性が高いといえる．結節影が比較的小さい割に気管支拡張が目立つ場合も肺MAC症を示唆する所見である．一方，結核類似型NTMと結核を画像で鑑別するのは困難であるが，胸膜炎の合併があれば結核の可能性が高い．薄壁空洞はNTMのほうによくみられる傾向にある．また，まれに結核とNTMの合併例もあるため注意が必要である．最終的には菌の同定が必要であることを強調しておく．

4 重症度評価，治療方針決定のための画像診断

　NTMかどうかの診断のためだけでなく，画像診断は重症度・進行度を評価して治療方針を決定するためにも用いられる．ポイントは空洞および気管支拡張所見である．先述したように，空洞には大量の菌が存在し薬剤が届きにくく，他肺葉への菌の散布源となるために内科的治療に難渋することが多い．肺MAC症では基本的に空洞がある場合はアミノグリコシドの併用や手術も含めた積極的な治療を検討するべきである．タイミングを逸して手術できなくなってしまうと患者の予後に大きな影響を与えてしまう可能性があることに十分留意すべきである．

　気管支拡張も菌の散布源となるため，空洞同様に重要な所見である．手術を考える場合，空洞と気管支拡張の部分がとりきれれば，たとえ小結節影や粒状影が残っても病状コントロールに対する効果が期待できる．集学的治療の観点からいえば，散布源となる粗大病変のない術後こそ，相対的に非力な現今の化学療法であっても効果発揮の最適時期となりうる[8]からである．

　現在NTMの重症度の観点からみた画像所見の分類は普及していない．結核に対する画像分類として日本で用いられている日本結核病学会病型分類が便宜上用いられることもある．比較的簡便で，空洞の有無，両側性かどうか，拡がりの程度を評価する点でそれなりに有用ではないかと考える．今後臨床試験などでエビデンスをつくっていくうえで，画像所見を加味した何らかの重症度分類が必要になるのではないだろうか．

文献

1) 日本結核病学会非結核性抗酸菌症対策委員会：肺非結核性抗酸菌症診断に関する指針-2008年．結核 83：525-526，2008
2) An official ATS/IDSA statement: diagnosis, treatment, and prevention of nontuberculous mycobacterial diseases. Am J Respir Crit Care Med 175: 367-416, 2007
3) Eisenhuber E: The tree-in-bud sign. Radiology 222: 771-772, 2002
4) Swensen SJ, Hartman TE, Williams DE: Computed tomographic diagnosis of *Mycobacterium avium*—

  intracellulare complex in patients with bronchiectasis. Chest **105**: 49-52, 1994
5) 田中栄作, 網谷良一, 久世文幸：*M. avium* complex 症の臨床—"二次感染型"を中心として. 結核 **68**：57-61, 1993
6) 蛇澤　晶, 朝川勝明, 田村厚久, 他：*Mycobacterium avium* complex の病理. 日本胸部臨床 **68**：1032-1045, 2009
7) Grievetz AR, Damsker B, Bottone EJ, et al: Solitary pulmonary nodules due to nontuberculous mycobacterium infection. Am J Med **70**: 39-43, 1981
8) 日本結核病学会非結核性抗酸菌症対策委員会：肺非結核性抗酸菌症に対する外科治療の指針. 結核 **83**：527-528, 2008
9) Wallace JM, Hannah JB: *Mycobacterium avium* complex infection in patients with the acquired immunodeficiency syndrome. A clinicopathologic study. Chest **93**: 926-932, 1988
10) Embil J, Warren P, Yakrus M, et al: Pulmonary illness associated with exposure to *Mycobacterium-avium* complex in hot tub water. Hypersensitivity pneumonitis or infection? Chest **111**: 813-816, 1997

B. 肺非結核性抗酸菌症の診断

2. 非結核性酸菌症の細菌学的診断

独立行政法人国立病院機構西新潟中央病院呼吸器科　桑原克弘

1 肺非結核性抗酸菌症診断における細菌学的検査の意義

　結核がわずか1コロニーであっても培養陽性の所見で診断がなされることに対し，多くの非結核性抗酸菌が環境常在菌であるため臨床検体から一度だけ分離されても病的意義は判断できない．環境からの混入に加え生体での定着（コロナイゼーション）もあることが診断を困難にしている．わが国は他の地域に比べても肺非結核性抗酸菌症の罹患率が高く，MAC（*M. avium* complex: *M. avium* と *M. intracellulare*）症の増加が顕著である．米国胸部疾患学会（ATS），米国感染症学会（IDSA）が2007年に新たに提示した非結核性抗酸菌症に関するガイドライン（2007-ATS/DISA）[1]を受け，日本でも2008年に改訂[2]された．画像診断による臨床的基準と細菌学的基準を満たすことが要求される．細菌学的基準では表1に示したように菌種を問わず

　①2回以上の異なった喀痰検体での培養陽性
　②1回以上の気管支洗浄液での培養陽性
　③経気管支肺生検または肺生検組織での抗酸菌症に合致する組織所見と1回以上の

表1　肺非結核性抗酸菌症の診断基準より細菌学的基準を抜粋

細菌学的基準（菌種の区別なく，以下いずれか1項目を満たす）
1. 2回以上の異なった喀痰検体での培養陽性
2. 1回以上の気管支洗浄液での培養陽性
3. 経気管支肺生検または肺生検組織の場合は，抗酸菌症に合致する組織学的所見と同時に組織，または気管支洗浄液，または喀痰での1回以上の培養陽性
4. まれな菌種や環境から高頻度に分離される菌種の場合は，検体種類を問わず2回以上の培養陽性と菌種同定検査を原則とし，専門家の見解を必要とする

日本結核病学会・日本呼吸器学会基準

培養陽性

以上の3項目が主たる診断のための基準となる．

今回の基準改訂のポイントとして2007-ATS/IDSAとの整合性や前処置の影響，液体培地の普及により塗抹や培養での菌量の用件がはずされた．また治療方針が菌種により異なるため，治療を前提とした診断には菌種同定は必須となる．またまれな菌種や M. gordonae, M. chelonae のように環境から高頻度に分離される菌種については，検体の種類を問わず2回以上の培養陽性と再現性を確認するために2回以上の菌種同定検査が必要となることも明示された．これらのまれな菌種では病原性の有無についても種々の報告があるため専門家に見解を求めることも必要となる．

2 非結核性抗酸菌の分類

非結核性抗酸菌は生化学的的手法に加え16Sr RNA遺伝子やrpoB遺伝子の分析や脂質分析などの分類手法の進歩により新たな種・亜種の報告が行われて現在150菌種近くに分類されている．生化学的性状での分類では発育速度や色素産生性などによるRunyon分類が用いられてきた．Runyon分類では遅発育菌（Ⅰ～Ⅲ群）と迅速発育菌（Ⅳ群）の4群に分類している．ただし，近年わかってきている遺伝学的な進化系統樹とは必ずしも一致しないようである．遅発育菌は固形培地でのコロニー形成に数週間必要だが，迅速発育菌は通常7日以内にコロニーを形成する．迅速発育菌で病原性のあるのは M. abscessus, M. fortuitum, M. chelonae の3菌種がほとんどで，他の60種以上の菌の多くはいわゆる雑菌である．

3 臨床的に問題となる菌種

結核菌群以外にヒトに病原性があることが報告されている菌種は約50種とされる．非結核性抗酸菌の多くはビルレンスが低く，日和見感染の傾向が強い．わが国での正確な菌種別の疫学的調査は少なく，大規模なものとしては2001年に行われた非結核性抗酸菌研究協議会の全国調査の報告[3]（図1）がある．非専門施設を含み環境からの分離が多い M. gordonae の頻度が高い点など診断上の疑問点もあるが，おおむね正確なデータと考えられる．菌種別の比率をみると M. avium が58％，M. intracellulare が25％とMACが80％以上を占め圧倒的に多い．2000年以前は西日本では M. intracellulare が多く，東日本では M. avium が多い傾向があるとされたが，同全国調査で西日本でも M. avium が増加傾向であることが確認され，現在はどの地域も M. avium が優勢になっているようである．ついで M. kansasii が8％と多く，ほぼ従来の報告どおりだが8～20％と地域差があり工業化の進んだ都市部に多いとされる．つ

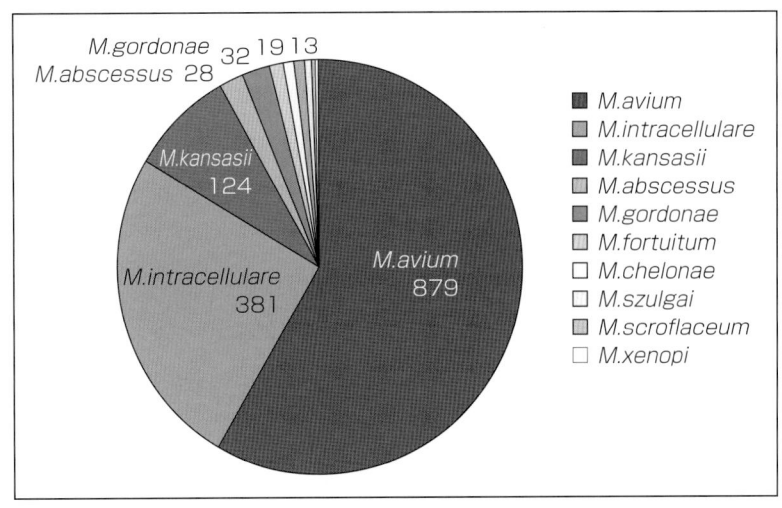

図1 非結核性抗酸菌症全国調査での菌種別頻度
2001年 非定型抗酸菌研究協議会全国集計資料より作製（519施設，1,498例）

表2 わが国でヒト感染症が報告されている非結核性抗酸菌

しばしば認められる菌種
M. avium, M. intracellulare, M. kansasii, M. abscessus
比較的まれに認められる菌種
M. fortuitum, M. chelonae, M. szulgai, M. xenopi, M. nonchromogenicum, M. terrae, M. scrofulaceum, M. gordonae, M. simiae, M. thermoresistible, M. heckeshornense, M. intermedium, M. lentiflavum, M. ulcerans subsp. shinshuense, M. malmoense, M. celatum, M. branderi, M. genavense, M. haemophilum, M. triplex, M. goodii, **M. marinum**, M. mageritense, M. mucogenicum, M. peregrinum

＊太字はDDHマイコバクテリア法で同定可能
　その他同定可能菌：結核菌群，M. gastrii, M. tiviale（計18菌種）

いで M. gordonae や M. abscessus が多く M. fortuitum，M. chelonae などが続くことも他の報告と同様である．その他わが国で報告されている菌種を表2に示した．

また世界的にみても非結核性抗酸菌症は国や地域により分離頻度が異なる．肺感染症ではどの地域も MAC が多く，米国は日本と同じく M. kansasii が多いのに対しカナダや英国では M. xenopi，北欧の一部では M. malmoense が多いとされる．リンパ節炎は MAC が多いが，米国等では M. scrofulaceum も比較的多いとされる．播種型感染症では HIV 感染者では世界中で圧倒的に M. avium が多い．非 HIV 感染者に限ってみると MAC 以外にも M. haemophilum などの菌種も報告されている．

4 非結核性抗酸菌症の感染源

非結核性抗酸菌は自然界に広く分布し土壌や河川などの自然水，塵挨などから分離される．MAC は環境に広く分布し動物にも病原性がある．M. avium は血清型や挿

入配列などから亜種に分類されるようになってきている．*subsp. avium* はトリに病原性があり，*subsp. hominissuis* はブタから分離され環境からも多く分離される．ヒトからの分離は *subsp. hominissuis* が多いが主として環境由来であると推測されている．*M. avium* は住宅内の湿潤環境からもしばしば分離される．わが国で行われた環境曝露の研究では *M. avium* 症の患者自宅の浴室の52%（15/29例）から *M. avium* が分離され，その約半数が臨床分離株と遺伝学的に一致して感染源の一つであろうと報告されている[4]．ヒトはMAC等の非結核性抗酸菌に結核菌と比較にならない高い頻度でくり返し曝露されていると考えられる．

5 検体採取と塗抹・培養検査

　正確な喀痰抗酸菌検査のためには良質な喀痰を得る必要がある．異なる日に採取した早朝起床後の喀痰を3回以上提出することが望ましい．1回のみの培養陽性では診断できないため複数回提出する必要がある．高齢者等で喀痰が得にくい場合は高張食塩水吸入による誘発喀痰も有用である．胃液検査については結核菌では有用だが，MACのような消化管での定着や飲用水・食物への混入の可能性のある環境常在性の菌種での判断は難しい．胃液で培養陽性であっても必ず異なる検体で複数の培養陽性の原則を守る必要がある．喀痰が得られない場合は気管支鏡検査で気管支洗浄あるいは生検を行い，洗浄液で陽性になれば細菌学的診断上は抗酸菌症と診断される．

　抗酸菌検査では培養の前処置も菌検出の効率に大きく関与する．推奨される前処理としてははじめに得られた検体をセミアルカリプロテアーゼで溶解・均質化する．次に雑菌を殺し選択的に抗酸菌を培養するためNALC-NaOH処理を行い塗抹・培養検査を行う．このような雑菌処理により非結核性抗酸菌の分離頻度が増加したと考えられる．さらに集菌剤等を用いた集菌法を併用すると菌検出率は上昇するため，各病院の臨床検査室で標準化してほしい手技である．

　分離培地としては従来の固形培地に加え Middlebrook 7H9 などの液体培地が用いられるようになり，発育インジケーターつきの Mycobacteria Growth Indicator Tube（MGIT）も普及している．固形培地に比べ感度と検出速度が優れるが正確性と検出率を上げるためには2007-ATS/IDSAでも固形培地の併用をすべきとされている．迅速発育菌は一般の血液寒天培地等にも発育することがあり，免疫不全患者の血液培養などで陽性になることがあるが喀痰検体ではまれである．

　実際の臨床検体からの非結核性抗酸菌の分離数は増加傾向にある．筆者の施設での液体培地導入前後の分離数の比較では表3のように結核菌がほぼ不変であるのに対し，*M. avium* と *M. intracellulare* はそれぞれ検出数が倍増し非結核性抗酸菌の比率が50%を超え，2008年には64.5%まで上昇している．患者数増加に加えて，感度のよい液体培地や集菌法の導入で検出効率が上昇したことが大きい．また結核菌と同様

表3 抗酸菌分離数の推移

	結核菌	M. avium	M. intra-cellulare	M. kansasii	その他	非結核性抗酸菌比率
1999	130	65	17	7	9	43.0%
2000	138	120	33	1	19	55.6%
2008	94	96	19	5	51	64.5%

国立病院機構西新潟中央病院　2000年より液体培地法を導入

にPCR法による核酸増幅法も普及しているが，混入等で陽性化する例も多く，塗抹陰性の場合は臨床的意義を慎重に検討する．塗抹陽性・結核菌PCR陰性の場合のみMACのPCRを活用している専門施設も多い．

6 菌種同定

　菌種ごとに推奨される治療方法が異なるため菌種同定を必ず行う．また早期に結核菌と非結核性抗酸菌に鑑別することは感染対策を含めて臨床上重要となる．通常は培養菌をDNAプローブ（アキュプローブ®）法や核酸増幅法，結核菌分泌タンパクを検出する免疫クロマトグラフィー（キャピリアTB®）法などで結核菌，非結核性抗酸菌に鑑別する．喀痰や体腔液などの臨床検体から直接診断する方法としてPCR法がよく使われる．現在は結核菌，M. avium，M. intracellulareの3菌種が同定可能である．特に塗抹陽性検体で結核菌PCR法陰性の場合はMACのPCR法を追加して陽性ならば診断価値は高い．ただし前述のようにMACのPCRが陽性であっても常在菌や環境から混入の可能性も高く培養検査の代わりにしてはならない．また免疫クロマトグラフィー法は結核菌の同定がわずか15分であり迅速性が高い．臨床サイドの要望としては培養陽性という結果と同時に最低限，結核菌か非結核性抗酸菌かの結果も添えて報告してほしい．

　結核菌，MAC以外の菌種は16S rRNA遺伝子等の塩基配列の相同性で同定することが多く，一般臨床ではDNA-DNAハイブリダイゼーション（DDHマイコバクテリア®）法が用いられ18菌種の同定が可能である（表2）．ただし，本法での同定結果と生化学的同定法や16S rRNA遺伝子配列から得られる結果が一致しないこともある．本法での同定不能株が起炎菌であることはまれであるが，病原性が疑われると診断した場合は専門施設に同定依頼をする必要がある．表4に筆者の施設での臨床検体（非病原性も含む）での分離頻度を示した．非病原性も含むため比較は難しいがMAC特にM. aviumの頻度が高く，M. kansasiiは全国調査よりかなり少ない．前述の全国調査では頻度の少ないM. gordonaeのような臨床的意義の乏しい雑菌と考えられる菌も多い．当施設を含め，ここ数年DDH法で同定不能株にM. lentiflavumやDDH法に反応しないM. gordonaeが多いという報告がなされ，一部に病原性がある

表4 抗酸菌培養による菌種別分離頻度

菌名	件数	菌名	件数
M. avium	454 (62.5%)	M. scrofulaceum	5
M. intracellulare	104 (14.3%)	M. xenopi	4
M. gordonae	59（*DDH陰性11）	M. nonchromogenicum	3
M. Lentiflavum*	16	M. szulgai	2
M. kansasii	9 (1.2%)	M. terrae	1
M. abscessus	7	M. gastri	1
M. chelonae	7	M. neworleansense*	1
M. fortuitum	6	分類不能	41
M. peregrinum	6	総数	726

2005年1月～2009年11月　国立病院機構西新潟中央病院
＊はDDH法以外の手法で同定

例もあり注目されている.

多クローン性感染による重感染や再感染についての注意は他項で記載する.

7 感受性検査

　非結核性抗酸菌では結核とは異なり，通常は薬剤感受性から臨床的な治療反応性を予測できない．例外的にMACのクラリスロマイシン（CAM）とM. kansasiiのリファンピシン（RFP）の感受性は検査意義がある[1]．検査法としてMIC測定法（ブロスミックNTM®等）が利用されている．初回治療例全例に検査する必要はないがCAMはMAC治療のkey drugであり，耐性化により難治化するため再発・再燃例では感受性検査を考慮する．また他項で詳述されるがCAM以外の感受性検査の結果から治療を変更するべきではない．

　M. kansasiiの難治例でもしばしばRFP耐性例を経験するため，服薬が不規則な難治例では感受性検査を考える．迅速発育菌でもアミカシン，クラリスロマイシン，イミペネム等の感受性検査の有用性が指摘されている．

8 MAC症培養検査の注意点

　最も頻度の高いMAC症の培養検査では液体培地の発育速度に注意する必要がある．MACは固形培地で培養陽性になるために通常2～3週を要するが，液体培地では早ければ3日で陽性になる．液体培地上での発育速度は結核菌に比べてMACが明らかに速い．検体内に結核菌とMACが混在（重感染もしくはMACの混入・定着）している場合，先にMACが発育しMAC症と診断され結核が見逃されたため治療や

感染対策上問題になった例を経験している．筆者らは人工的に比率を変えて結核菌と M. avium の混合菌液を作製して培養実験を行った．菌量が 10^5 CFU/mL と多い場合は結核菌比率が少なくても問題はないが，10^2 CFU/mL の少ない菌量では結核菌 7：M. avium 3 の結核菌が多い混合比率でも培養液からの PCR 法やキャピリア法での同定で M. avium のみが陽性と判定された[5]．誤診を避けるためにはガイドラインのように固形培地を併用し，性状の異なるコロニーを見落とさないようにする必要がある．

9 呼吸器検体以外の抗酸菌検査の注意点

わが国での非結核性抗酸菌の臨床分離はほとんどが喀痰等の呼吸器検体であるが他の部位からも分離される．皮膚・軟部組織からは M. abscessus などの迅速発育菌や M. marinum 等が分離される．このような検体では M. marinum や M. heamophilum 等が低温を好むため 28～30℃ の培養併用も考慮する．HIV 感染者では CD4 細胞が 50 未満になると M. avium の全身感染をきたす場合があり血液培養を考慮する必要がある．非 HIV 感染者でも重篤な免疫不全で播種型非結核性抗酸菌感染がみられ，一般的な血液培養で迅速発育菌が検出されることもある．

10 おわりに

非結核性抗酸菌症は細菌学的検査により菌を証明することが診断や治療をするうえで必須であり，診断効率を上げるためにはさまざまな工夫が必要となる．

文 献

1) Griffith DE, Aksamit T, Brown-Elliot BA, et al: An Official ATS/IDSA Statement: Diagnosis, Treatment, and Prevention of Nontuberculous Mycobacterial Diseases. Am J Respir Crit Care Med **175**: 367, 1997
2) 日本結核病学会非結核性抗酸菌症対策委員会：肺非結核性抗酸菌症診断に関する指針-2008 年．結核 **83**：525, 2008
3) 坂谷光則, 倉島篤行, 佐藤滋樹, 他：肺非結核性抗酸菌症の診断と治療．呼吸 **24**：106, 2005
4) Nishiuchi Y, TAMURA A, Kitada S, et al: Mycobacterium avium complex organisms predominantly colonize in the bathtub inlets of patients' bathrooms. Jpn J Infect Dis **62**: 182, 2009
5) 渡辺　靖：液体培養における混合感染の問題点．結核 **82**：217, 2007

C. 非結核性抗酸菌症治療に用いる薬剤の薬理作用

独立行政法人国立病院機構東名古屋病院臨床研究部　滝　久司，小川賢二

1 薬理作用

　わが国では，肺 *Mycobacterium avium* complex（MAC）感染症に対して，Clarithomycin（CAM）を主薬として Rifampicin（RFP），Ethambutol（EB）を加えた3剤併用療法[1]，また治療効果が少ない場合や重症な場合には Streptomycine（SM），Kanamycin（KM）などのアミノグリコシドを加えた4剤併用療法が行われてきた．さらに，これら CAM を主薬とした3～4の併用療法に不応な症例に対しては Sitafloxacin（STFX），Moxifloxacin（MFLX）などのニューキノロン（NQs）や RFP の代わりに Rifabutin（RBT）を代用するなどの治療法が行われている．また，肺 MAC 感染症以外の原因菌（*M. kansasii*, *M. abscessus*, *M. fortuitum*）に対しては，ATS のガイドライン勧告[2]等で Isoniazid（INH），Amikacin（AMK），Imipenem/Cilastatin（IPM/CS），Minocycline（MINO）なども使用されている．そこで本稿では，これら代表的な薬の薬理作用と用法用量，薬物動態，副作用，そして相互作用について紹介する．

2 Streptomycin（SM）

　SM は，結核の治療に用いられた最初のアミノグリコシド系の抗生物質であり[3]，放線菌の一種 *Streptomyces griseus* に由来し，その作用はバクテリアのリボソーム上の 23S rRNA に結合，代謝を担うあらゆるタンパク質の合成，つまりリボソーム上でのポリペプチド鎖の合成の開始を阻害する．なお，SM は消化管からの吸収がよくないため経口では投与できず，筋肉注射を行わなければならない．

用法・用量は，15 mg/kg/日以下を週2回または週3回筋肉内注射する．その薬物動態は，健常成人に0.5 g，1.0 gを筋肉内注射した場合約1〜2時間後に最高血中濃度に到達し，それぞれ25〜30 μg/mL，約40 μg/mL，5時間後には約1/2に低下したと報告されている[4]．血漿蛋白結合率は34%[5]であり，生体内ではほとんど代謝されない．また，排泄では腎機能の正常な成人おいて投与後4時間までの尿中排泄が最も速やかとされ，大部分が12時間までに排泄，そして24時間までに50〜75%が排泄される[4]．

　主な副作用としては，他のアミノグリコシド系抗生物質と同様に第8脳神経，腎臓に対する毒性をもつので，難聴，腎障害等が現れる．したがって投与に際しては聴覚機能，腎機能検査の併用が必要であり，副作用の兆候が現れたら投与を中止すべきとされる．かつては，SMによる難聴は「ストマイ難聴」と呼ばれていた．また，重大な副作用は①難聴，耳鳴，眩暈等の第8脳神経障害，②急性腎不全等の重篤な腎障害，③ショック，アナフィラキシー様症状，④皮膚粘膜眼症候群（Stevens-Johnson症候群），中毒性表皮壊死症（Lyell症候群），⑤発熱，咳嗽，呼吸困難，胸部X線異常，好酸球増多等を伴う間質性肺炎，⑥溶血性貧血，血小板減少が添付文書に記載されている．

　次に相互作用としては，併用注意とされるものが腎障害を起こすおそれのある血液代用剤（デキストラン，ヒドロキシエチルデンプン等），ループ利尿剤（エタクリン酸，フロセミド，アゾセミド等），腎毒性および聴器毒性を有する薬剤（バンコマイシン，エンビオマイシン，白金含有抗悪性腫瘍剤（シスプラチン，カルボプラチン，ネダプラチン）等），麻酔剤・筋弛緩剤（ツボクラリン，パンクロニウム臭化物，ベクロニウム臭化物，トルペリゾン，A型ボツリヌス毒素等），腎毒性を有する薬剤（シクロスポリン，アムホテリシンB等）があげられている．

3 Kanamycin（KM）

　KMは，SM同様アミノグリコシド系抗生物質である．1957年に梅澤濱夫によってストレプトマイセス・カナマイセティカス（*Streptomyces kanamyceticus*）から発見された．その作用は，細菌性のリボソームと反応してその翻訳およびタンパク質合成を阻害することにより抗菌毒性を発揮し，グラム陽性菌，グラム陰性菌および結核菌に対し強い抗菌作用を示す[6]．

　用法・用量は，15 mg/kg/日以下を週2回または週3回筋肉内注射する．その薬物動態は，健常成人に0.5 g，1 gを筋肉内注射した場合，Tmax・Cmax・T1/2がそれぞれ1 hr・28.0 μg/mL・3.31 hr，1 hr・43.1 μg/mL・3.85 hrと報告されている[7]．血漿ではほとんど蛋白との結合は認められず，生体内での代謝もほとんど認められない．また，排泄では6時間までに約77%が尿中に排泄される[8]．

主な副作用としては，注射による第8脳神経（内耳神経）障害や腎障害があるが，SMと比較すると弱いとされている．また，重大な副作用は①耳鳴，難聴，眩暈等の第8脳神経障害（主として蝸牛機能障害），②急性腎不全等の重篤な腎障害，③ショックが添付文書に記載されている．相互作用は，SMと同様である．

4 Rifampicin（RFP）

RFPは，放線菌 *Streptomyces mediterranei* が産生するアンサマイシン抗生物質であるリファマイシンSVの誘導体である[9]．リファマイシンは結核菌とグラム陽性菌に有効であるが，RFPはグラム陰性菌にも強い抗菌性があり，臨床的に広く使用されている．その作用は，細菌のRNAポリメラーゼに直接作用してRNA合成の開始反応を阻害することにより抗菌力を発揮する[10]．RFP耐性菌もあるが，これは細菌遺伝子の突然変異が原因することが明らかにされている．また，RFPは薬物代謝酵素であるチトクロームP450 3A4（CYP3A4）の誘導を行うため，薬物相互作用に対して注意を要する[11]．

用法・用量は，300〜600 mg/日を分1にて経口投与（抗結核薬として使用する場合は10 mg/kg/日を分1にて経口投与）する．その薬物動態は，健康成人にRFP 450 mgを朝食前30分に単回経口投与した場合，血清中濃度は投与後1.9時間で最高（7.99 μg/mL）に達し，その半減期は2.26時間と報告されている[12]．血漿蛋白結合率はヒトアルブミンに対し27.8%，血清に対し22.2%とされ，代謝においては先程も述べたがCYP3A4をはじめとする肝薬物代謝酵素を誘導する特徴がある．また，排泄では投与後24時間までに約88%（糞便中約58%，尿中約30%）が排泄される[13]．

主な副作用としては，肝障害，胃腸障害，血液障害，発熱，発疹，重い大腸炎，不眠，頭痛，全身倦怠感などがあり，重大な副作用として①劇症肝炎等の重篤な肝障害，②ショック，アナフィラキシー様症状，③腎不全，間質性腎炎，ネフローゼ症候群，④溶血性貧血，⑤無顆粒球症，血小板減少，⑥偽膜性大腸炎等の血便を伴う重篤な大腸炎，⑦皮膚粘膜眼症候群（Stevens-Johnson症候群），中毒性表皮壊死症（Lyell症候群），扁平苔癬型皮疹，天疱瘡様および類天疱瘡様皮疹，紅皮症（剝脱性皮膚炎），⑧間質性肺炎が添付文書に記載されている．

次に相互作用としては，併用禁忌にHIV感染症治療薬（インジナビル，サキナビル，ネルフィナビル，ホスアンプレナビルカルシウム水和物，アタザナビル硫酸塩，デラビルジン），ボリコナゾール，プラジカンテルが該当し，併用注意とされるものとしてエタンブトール，イソニアジド等抗結核薬，アセトアミノフェン，レフルノミド，ピタバスタチンカルシウム，クマリン系抗凝固剤，経口糖尿病薬，シクロスポリン，タクロリムス，ミコフェノール酸モフェチル，テオフィリン，ジギタリス製剤，抗不整脈薬（キニジン，メキシレチン塩酸塩，ジソピラミド，プロパフェノン，ピル

シカイニド塩酸塩水和物)，カルシウム拮抗剤（ベラパミル，ニフェジピン等)，ブナゾシン，エプレレノン，β遮断薬（メトプロロール，プロプラノロール，カルベジロール等)，エナラプリルマレイン酸塩，高脂血症用剤（クロフィブラート，フルバスタチン，シンバスタチン)，セビメリン塩酸塩水和物，副腎皮質ホルモン剤，卵胞ホルモン剤・黄体ホルモン剤，ジアフェニルスルホン，クロラムフェニコール，ドキシサイクリン，クラリスロマイシン，テリスロマイシン，アゾール系抗真菌薬（フルコナゾール等)，テルビナフィン，HIV感染症治療薬（HIVプロテアーゼ阻害剤，ジドブジン，ネビラピン，エファビレンツ，ラルテグラビルカリウム，マラビロク)，抗てんかん剤（フェニトイン，カルバマゼピン，ラモトリギン）エレトリプタン臭化水素酸塩，抗精神病薬（ハロペリドール，ブロムペリドール，オランザピン，クエチアピンフマル酸塩等)，ベンゾジアゼピン系薬剤，ジアゼパム，ミダゾラム，トリアゾラム等，ゾルピデム酒石酸塩，ゾピクロン，三環系抗うつ薬（ノルトリプチリン等)，ドネペジル塩酸塩，5-HT3受容体拮抗型制吐薬（トロピセトロン等)，タモキシフェン，トレミフェン，抗悪性腫瘍薬でCYP3A4で代謝される薬剤（イマチニブメシル酸塩，ゲフィチニブ，イリノテカン塩酸塩水和物，レトロゾール等)，ホスホジエステラーゼ5阻害剤（シルデナフィルクエン酸塩，バルデナフィル塩酸塩水和物等)，ボセンタン，コハク酸ソリフェナシンと多岐にわたる．

5 Rifabutin（RBT）

　RBTはRFPと同様にRNAポリメラーゼに作用し，RNA合成を阻害することで抗菌活性を発揮すると考えられている．その特徴として，①肝酵素誘導による薬物相互作用はRFPより弱い，②RFP耐性 *M. tuberculosis* に対して，標準的な臨床用量においてRBTのDNA依存性RNAポリメラーゼの阻害に加えて，DNA合成も阻害する可能性があることが示唆されている[14,15]．ただし，RFPに耐性の結核菌は一部を除きRBTにも耐性であるので，多剤耐性結核菌への本剤使用については，その薬剤感受性検査の方法等も含め今後も経験を蓄積していく必要がある．

　用法・用量は，CAM併用時の初期投与量を150 mg/日とし，6ヵ月以上の経過で副作用がない場合には300 mgまで増量可とし分1にて経口投与（抗結核薬として使用する場合は5 mg/kg/日を分1にて経口投与）する．その薬物動態は，健常成人に300 mgを空腹時単回経口投与した場合，Tmax・Cmax・T1/2はそれぞれ3.3±0.3 hr・374.8±88.8 ng/mL・19.5±2.4 hrと報告されている[16]．血漿蛋白結合率は平均値93％とやや高く，代謝においては，RFP同様に肝薬物代謝酵素CYP3A4群の誘導作用があるものの，RFPよりもこの作用が弱いため薬物相互作用が起こりにくいとされている．

　主な副作用としては，RFPにはない目の痛みやまぶしさ，視力低下などをきたす

「ぶどう膜炎」が用量依存性に発生することが報告されている．また，重大な副作用は①白血球減少症，貧血，血小板減少症，汎血球減少症，②肝機能異常，黄疸，肝炎，③ショック，④心停止，心室細動，不整脈，⑤脳出血，⑥溶血性貧血，⑦消化管出血（吐血，メレナ，胃腸出血），⑧偽膜性大腸炎，⑨深部静脈血栓症，血栓性血小板減少性紫斑病，⑩腎機能障害，⑪筋痙縮，⑫痙攣，⑬精神病性障害，⑭歩行障害，⑮ブドウ膜炎が添付文書に記載されている．

次に相互作用としては，併用禁忌にボリコナゾールが該当し，併用注意とされるものとしてリトナビル，ロピナビル・リトナビル，ホスアンプレナビル，ダルナビル，HIVプロテアーゼ阻害剤（インジナビル，ネルフィナビル），イトラコナゾール，フルコナゾール，アタザナビル，デラビルジン，マクロライド系抗生物質（クラリスロマイシン等），ジアフェニルスルホン，サキナビル，ネビラピン，エファビレンツ，経口避妊薬（ノルエチステロン・エチニルエストラジオール），タクロリムスがあげられている．

6 Clarithromycin（CAM）

CAMは微生物のリボゾームの，50Sサブユニットという部分に結合して，タンパク合成を阻害する[17]．その作用は主に静菌的である[18]．CAMは原型薬のエリスロマイシンと類似の抗菌活性を有しているが，レジオネラなど一部の菌にはより強い抗菌活性をもち，ほぼすべての点でエリスロマイシンよりも優れている．高濃度ではインフルエンザ菌，肺炎球菌，淋菌などの一部の菌に殺菌的にも作用する．

用法・用量は，600～800 mg/日を分1または分2にて経口投与する．その薬物動態は，健常成人に200，400 mgを空腹時単回経口投与した場合，Tmax・Cmax・T1/2はそれぞれ1.93 ± 0.39 hr・1.16 ± 0.10 μg/mL・4.04 ± 0.20 hr，2.74 ± 0.65 hr・2.24 ± 0.30 μg/mL・4.36 ± 0.31 hrと報告されている[19]．血漿蛋白結合率は42～50%であり[20]．主に肝代謝酵素CYP3A4により代謝され[21～23]，さらにCYP3A4に対する阻害作用も有するとされている[24]．また，排泄では投与後24時間までに38.3～46.3%が尿中に排泄される[19]．

主な副作用としては，食欲不振，腹部膨満感，腹痛，下痢などがあり，時に発疹や血小板の減少，骨髄障害，溶血性貧血，けいれん，急性腎不全，不整脈，間質性肺炎や皮膚粘膜眼症候群などの重篤な副作用も報告されている．また，重大な副作用として①ショック，アナフィラキシー様症状，②QT延長，心室頻拍（Torsades de pointesを含む），心室細動，③劇症肝炎，肝機能障害，黄疸，肝不全，④血小板減少，汎血球減少，溶血性貧血，白血球減少，無顆粒球症，⑤皮膚粘膜眼症候群（Stevens-Johnson症候群），中毒性表皮壊死症（Lyell症候群），⑥PIE症候群・間質性肺炎，⑦偽膜性大腸炎，出血性大腸炎，⑧横紋筋融解症，⑨痙攣，⑩アレルギー性紫

斑病，⑪急性腎不全が添付文書に記載されている．

次に相互作用としては，併用禁忌にピモジド（オーラップ），エルゴタミン（エルゴタミン酒石酸塩，ジヒドロエルゴタミンメシル酸塩）含有製剤（カフェルゴット，クリアミン，ジヒデルゴット）が該当し，併用注意とされるものとしてジゴキシン，テオフィリン，アミノフィリン水和物，コリンテオフィリン，ジソピラミド，カルバマゼピン，シクロスポリン，タクロリムス水和物，クマリン系抗凝血剤（ワルファリンカリウム等），ベンゾジアゼピン系薬剤でCYP3A4で代謝される薬剤（トリアゾラム，ミダゾラム等），エレトリプタン臭化水素酸塩，カルシウム拮抗剤でCYP3A4で代謝される薬剤（ニフェジピン，ベラパミル塩酸塩等），エプレレノン，イトラコナゾール，シンバスタチン，アトルバスタチンカルシウム水和物，スルホニル尿素系血糖降下剤（グリベンクラミド等），コルヒチン，ジエノゲスト，ホスホジエステラーゼ5阻害剤（シルデナフィルクエン酸塩等），HIVプロテアーゼ阻害剤（リトナビル，サキナビルメシル酸塩等），デラビルジンメシル酸塩，エファビレンツ，ネビラピン，リファンピシン，リファブチンがあげられている．

7 Ethambutol（EB）

EBは発見当初，2つの不斉炭素をもつラセミ化合物であったが，このうち右旋性化合物（d体）が最も強力な抗結核作用をもつことがわかり[25,26]，これをEthambutolと命名し，製剤に使用されるようになった．EBの作用機序は十分解明されていないが，多くの研究者による実験から，*Mycobacterium*の細胞増殖に必要な代謝産物の合成を阻害するものと考えられている．

用法・用量は，500〜750 mg/日を分1にて経口投与する．なお，結核症より投与期間が長期に及ぶので15 mg/kgでも視力障害の発生に注意を要する．その薬物動態は，健常成人に500 mgを空腹時単回経口投与した場合，Tmax・Cmaxはそれぞれ2.8 ± 0.6 hr・1.75 ± 0.41 μg/mLと報告されている[27]．血漿蛋白結合率は5%未満[28]と低く，また排泄では24時間後に54〜61%の尿中累積排泄率を示し，糞中には48時間後までに12〜19%が排泄される[29]．

主な副作用としては，両側の可逆的視神経障害が1962年Carrらにより報告されており，約1〜3%に視神経障害を起こすといわれている．投薬後3ヵ月から起こり得るが，半年〜1年以内（平均7ヵ月）に多くみられ，徐々に両眼の視力低下，中心暗点，色覚障害を呈する．早期に発見すれば可逆的であるが，発見が遅れ高度に進行すると不可逆的となってしまうのでEB投与者には全例に1〜2ヵ月に1回の定期的視機能検査を行う必要がある．また，重大な副作用として①視力障害，②重篤な肝障害，③ショック，アナフィラキシー様症状，④間質性肺炎，好酸球性肺炎，⑤皮膚粘膜眼症候群（Stevens-Johnson症候群），中毒性表皮壊死症（Lyell症候群），紅皮症

（剝脱性皮膚炎），⑥血小板減少が添付文書に記載されている．

次に相互作用としては，併用注意にリファンピシン，他の抗結核薬（イソニアジド，リファンピシン等）があげられている．

8 Sitafloxacin（STFX）

STFXは，好気性，嫌気性のグラム陽性菌，グラム陰性菌から非定型菌にまで及ぶ幅広い抗菌スペクトルを有し，その抗菌力は，従来のキノロン薬に比較して強力である．作用機序は，細菌のDNA複製に必須の酵素であるDNAジャイレースおよびトポイソメラーゼIVの両酵素に対して高い阻害活性を示すことに基づくものと考えられている．STFXは，キノロン耐性肺炎球菌に対しても抗菌力を示すことに加え，近年世界的に耐性化が問題となりつつあるキノロン耐性大腸菌に対しても強い抗菌力を示すことが明らかにされている[30〜34]．

用法・用量は，50〜100 mg/日を分2にて経口投与する．その薬物動態は，健常成人に50，100 mgを空腹時単回経口投与した場合，Tmax・Cmax・T1/2はそれぞれ1.2 ± 0.5 hr・0.51 ± 0.14 μg/mL・6.2 ± 0.4 hr，1.2 ± 0.5 hr・1.00 ± 0.14 μg/mL・5.7 ± 0.7 hrと報告されている[35]．血漿蛋白結合率は46%〜55%であり，代謝ではチトクロームP450分子種CYP1A1およびCYP1A2に対して弱い阻害を示す．ただし，CYP2C9，CYP2D6およびCYP3A4などに対しての阻害は認められていない．また，排泄では投与後48時間までに約70%が累積尿中排泄される．

主な副作用としては，発疹，下痢や腹痛などの胃腸障害，吐き気，まれに肝機能障害などが起こることがある．また，重大な副作用として肝機能障害が添付文書に記載されている．特に，妊婦または妊娠している可能性のある婦人そして小児等には禁忌であることを覚えておく必要がある．

次に相互作用としては，併用注意にアルミニウムまたはマグネシウム含有の制酸剤等，カルシウム剤，鉄剤，フェニル酢酸系またはプロピオン酸系非ステロイド性消炎鎮痛剤（ケトプロフェン等）があげられている．

9 Moxifloxacin（MFLX）

MFLXは，非定型菌である肺炎マイコプラズマ，クラミジア・ニューモニエおよびレジオネラ・ニューモフィラを含む呼吸器感染症の原因菌を網羅するなど広範な抗菌スペクトルを有する[36〜38]．グラム陽性菌に対しては，従来のニューキノロン系抗菌薬と比較してより強い抗菌力を示す．また，血中消失半減期は約13〜15時間と長く，1日1回投与が可能であり，さらに高齢者，腎障害患者および軽度から中等度の

肝障害患者において用量調整の必要がない薬剤である．また，良好な組織移行性を示し，特に肺組織では投与24時間後においても非常に高い濃度が維持されているニューキノロン系抗菌薬で指摘されている薬物相互作用，光線過敏症等の発現リスクが低く，安全性が高い等の特長を有する薬剤でもある．作用機序は病原微生物のDNAジャイレースおよびトポイソメラーゼIVを阻害することによるものであり，グラム陰性菌ではDNAジャイレース，グラム陽性菌ではDNAトポイソメラーゼIVが一次的標的部位であるとされている[39,40]．

用法・用量は，400 mg/日を分1にて経口投与する．その薬物動態は，健常成人に50，100 mgを単回経口投与した場合，Tmax・Cmax・T1/2はそれぞれ1.75 hr・4.13 μg/mL・13.9 hrと報告されている[41]．血漿蛋白結合率は約50%[42]であり，代謝では各CYP分子種に対して阻害作用を示さないとされている．また排泄では，投与後96時間までに投与量の約35%（未変化体：約19%，硫酸抱合体：約3%，グルクロン酸抱合体：約14%）が尿中に，約61%（未変化体：約25%，硫酸抱合体：約36%）が糞中に排泄される[43]．

主な副作用としては，下痢，肝機能検査異常，悪心，消化不良，腹痛が報告されているほか，特異な副作用としてある種の不整脈（QT延長，心室性頻拍）を誘発する性質があるといわれている．また，重大な副作用として①ショック，アナフィラキシー様症状（血管浮腫等），②心室性頻拍（Torsades de pointesを含む），QT延長，③偽膜性大腸炎，④腱炎，腱断裂等の腱障害，⑤痙攣，⑥錯乱，幻覚等の精神症状，⑦失神，意識消失，⑧皮膚粘膜眼症候群（Stevens-Johnson症候群），中毒性表皮壊死症（Lyell症候群），⑨肝炎（主に胆汁うっ滞性），黄疸，肝機能障害，⑩低血糖，⑪重症筋無力症の悪化が添付文書に記載されている．

次に相互作用としては，併用禁忌にクラス1A抗不整脈薬（キニジン，プロカインアミド等），クラス3抗不整脈薬（アミオダロン，ソタロール等）が該当し，併用注意とされるものとしてチアジド系利尿剤，ループ系利尿剤，糖質副腎皮質ホルモン剤，ACTH，グリチルリチン製剤，エリスロマイシン，抗精神病薬，三環系抗うつ薬，アルミニウムまたはマグネシウム含有の制酸剤等，鉄剤，ワルファリン，フェニル酢酸系またはプロピオン酸系非ステロイド性消炎鎮痛剤（ロキソプロフェン等）があげられている．

10 Isoniazid（INH）

INHは，合成の殺菌性抗結核薬で主に活発に分裂しているマイコバクテリアに対して作用する．正確な作用機序は明らかではないが，第一の作用点は結核菌に特異な細胞壁成分であるミコール酸の合成を阻害して，細胞壁合成を阻害することにあるとされている[44]．他に核酸の生合成阻害，糖およびアミノ酸代謝の阻害などが考えられ

ている[45,46]．

　用法・用量は，抗結核薬として使用する場合に 5 mg/kg/日を分 1 にて経口投与する．なお，1 日最大投与量は 300 mg とする．相互作用としては，併用注意に他の抗結核薬（リファンピシン等），クマリン系抗凝固剤（ワルファリン），抗てんかん薬（フェニトイン，カルバマゼピン等），経口糖尿病用薬（トルブタミド等），インスリン，ジスルフィラム，サイクロセリン，シクロスポリン，イトラコナゾール，血圧降下剤，交感神経興奮薬，副交感神経抑制薬，三環系抗うつ薬，レボドパ，水酸化アルミニウム含有の制酸剤，ペチジン塩酸塩，ヒスチジンを多く含有する魚（マグロ等），チラミンを多く含有する食物（チーズ等）があげられている．

11 Amikacin（AMK）

　AMK は，広い抗菌スペクトルと緑膿菌等のグラム陰性菌に対し強い抗菌力を有するアミノグリコシド系抗生物質である．作用機序としては，細菌のリボゾームに作用し，蛋白合成を阻害し，殺菌的に作用する[47]．

　用法・用量は，100〜200 mg/日を分 1〜2 にて点滴静脈内投与する．相互作用については，SM と同様である．

12 Imipenem/Cilastatin（IPM/CS）

　IPM/CS は，*Streptomyces cattleya* より産生されるチエナマイシンの誘導体である．グラム陽性，グラム陰性の好気性菌および嫌気性菌に強い抗菌作用を示し，その作用は殺菌的である．IPM については，腎の酵素 dehydropeptidase-I により代謝を受け，不活化される．このため，CS がこの不活化を抑制するために配合されている．作用機序はグラム陰性菌のペニシリン結合蛋白（PBPs）の中で，特に PBP-la，lb，2 に強い親和性を示すなど[48]，PBPs への結合の結果，菌体は球型化し bulge を形成して速やかに溶菌していく．

　用法・用量は，0.5〜1.0 g/日を分 2〜3 にて点滴静脈内投与する．なお，1 日最大投与量は 2.0 g とする．

　相互作用としては，併用禁忌にバルプロ酸ナトリウムが該当し，併用注意とされるものとしてガンシクロビル，ファロペネムナトリウムがあげられる．

　なお，次ページ 13〜15 の薬剤については使用症例数が少なく現段階においては経験上使用される薬剤であるため参考までに記載する．

13 Azithromycin（AZM）

AZMは，細菌の70Sリボゾームの50Sサブユニットと結合し，細菌の蛋白合成を阻害することにより抗菌作用を示す．特徴としては肺組織をはじめとした組織移行性に優れた薬剤であり，他のマクロライド系薬剤のようにRFPとの薬物相互作用の記載がない．ただし，わが国では肺MAC症への適応がなく，米国ATS/IDSA2007 Guidelineにおいてのみ標準的治療法として掲載されている．

14 Faropenem（FRPM）

わが国において開発された，世界初の経口ペネム系抗生物質である．細菌の細胞壁合成阻害により殺菌作用を示す．また，各種ペニシリン結合蛋白質（PBPs）との親和性は高く，特に細菌の増殖に必須である高分子PBPとの親和性が高いとされる[49～51]．

15 Minocycline（MINO）

MINOは，細菌の蛋白合成系の阻害で，aminoacyl tRNAがmRNA・リボソーム複合物と結合するのを妨げる．また，動物のリボソーム80Sには作用せず，細菌のリボソーム70Sに特異的に作用する[52]．その抗菌スペクトルは，グラム陽性・陰性菌，リケッチア，クラミジアなど広範囲である．

文献

1) 結核病学会非結核性抗酸菌症対策委員会：非定型抗酸菌症の治療に関する見解-1998年．結核 73：599-605，1991
2) American Thoracic Society: Diagnosis and treatment of disease caused by non-tuberculous mycobacteria. Am J Respir Crit Care Med 156: S1-S25, 1997
3) Kingston W: Streptomycin, Schatz v. Waksman, and the Balance of Credit for Discovery. J Hist Med Allied Sci 59(3): 441-462, 2004
4) 日本抗生物質医薬品基準解説：薬業時報社，671-675，1971
5) Wendy L. St Peter, et al: Clinical pharmacokinetics of antibiotics in patients with impared renal function. Clin. Pharmacokinet 22(3): 169-210, 1992
6) 野宮文三，他：Clinical Report 4(10)：2125-2133，1970
7) 石神襄次，他：Chemotherapy 11(Suppl)：43-48，1963
8) 真柄正直，他：Chemotherapy 10(6)，448-449，1962
9) 佐野光司，網川延孝：Rifadinの化学．診療 23：928-935，1970
10) 梅沢浜夫，他：J Antibiot（ToKyo）21(3)：234-236，1968

11) 千葉　寛：ヒト P450 分子種同定，臨床薬理学及び医薬品開発における意義．薬物動態 10：391-402，1995
12) 河野晴一，他：Rifampicin の体内動態．臨床薬理 13(3)：403-412, 1982
13) 中川英雄，他：Rifampicin の高 desacetylation と副作用について．結核 56(12)：577-586, 1981
14) Ungheri D, et al: 13th International Congress of Chemotherapy Vienna. 53, 1983
15) Ungheri D, et al: Drugs Exp Clin Res 10(10): 681, 1984
16) ファイザー資料：健康成人における単回投与による用量比例性試験
17) 懸川友人：Chemotherapy 36(S-3)：123-128, 1988
18) 小野武夫：Chemotherapy 36(S-3)：1-34, 1988
19) 諏訪俊男，他：Chemotherapy 36(12)：921-932, 1988
20) 諏訪俊男，他：Chemotherapy 36(S-3)：213-226, 1988
21) Rodrigues AD, et al: Oxidative metabolism of clarithromycin in the presence of human liver microsomes. Major role for the cytochrome P4503A (CYP3A) subfamily. Drug Metab Dispo 25(5): 623-630, 1997
22) Westphal JF: Macrolide-induced clinically relevant drug interactions with cytochrome P-450A (CYP) 3A4: an update focused on clarithromycin, azithromycin and dirithromycin. Br J Clin Pharmacol 50 (4): 285-295, 2000
23) Suzuki A, et al: CYP Isoforms Involved in the Metabolism of Clarithromycin in vitro: Comparison between the Identification from disappearance Rate and that from Formation Rate of Metabolites. Drug Metab Pharmacokin 18(2): 104-113, 2003
24) Mayhew BS, et al: An In Vitro Model for Predicting In Vivo Inhibition of Cytochrome P450 3A4 by Metabolic Intermediate Complex Formation. Drug Metab Dispos 28(9): 1031-1037, 2000
25) Wilkinson RG, et al: Stereospecificity in a new type of synthetic antituberculous agent. J Am Chem Soc 83: 2212, 1961
26) Thomas JP, et al: Amer Rev Resp Dis 83: 891, 1961
27) 丹治昭治，他：科研製薬（株）社内資料
28) 青柳昭雄：II．抗結核薬の蛋白統合の臨床的意義．結核 52(9)：459, 1977
29) Peets EA, et al:Amer Rev Resp Dis 91: 51, 1965
30) 神田裕子，他：Sitafloxacin の細菌学的評価．日化療会誌 56(S-1)：1-17, 2008
31) Onodera Y, et al: Inhibitory Activities of Quinolones against DNA Gyrase and Topoisomerase IV of Enterococcus faecalis. Antimicrob Agents Chemother 46(6): 1800-1804, 2002
32) Tanaka M, et al: J Infect Chemother 6(3): 131-139, 2000
33) Akasaka T, et al: Antimicrob Agents Chemother 43(3)：530-536, 1999
34) Akasaka T, et al: Antimicrob Agents Chemother 45(8): 2263-2268, 2001
35) 中島光好：Sitafloxacin 第 I 相臨床試験—ノンコンパートメント—．日化療会誌 56(S-1)：154-155, 2008
36) 西野武志，他：Moxifloxacin の in vitro および in vivo 抗菌力—Moxifloxacin の抗菌力—．日化療会誌 53(S-3)：1, 2005
37) 田中香お里，他：嫌気性菌および通性嫌気性菌に対する moxifloxacin の in vitro 抗菌力．日化療会誌 53(S-3)：21, 2005
38) 濱本久美子，他：Mycoplasma pneumoniae に対する moxifloxacin，他のニューキノロン系薬および clarithromycin の抗菌活性．日化療会誌 48(9)：708, 2000
39) Dalhoff A, et al: In vitro Activity of BAY 12-8039, a New 8-Methoxyquinolone. Chemotherapy 42: 410, 1996
40) Schedletzky H, et al: The effect of moxifloxacin in its target topoisomerases from Escherichia coli and Staphylococcus aureus. J Antimicrob Chemother 43(S-B): 31, 1999
41) 大西明弘，他：塩酸モキシフロキサシン（BAY 12-8039）の第 1 相臨床試験における安全性，薬物動態および腸内細菌叢への影響の検討．薬理と治療 33(10)：1029, 2005

42) Siefert HM, et al: Pharmacokinetics of the 8-methoxyquinolone, moxifloxacin: a comparison in humans and other mammalian species. J Antimicrob Chemother 43(S-B): 69, 1999
43) Stass H, et al: Pharmacokinetics and elimination of moxifloxacin after oral and intravenous administration in man. J Antimicrob Chemother 43(S-B): 83, 1999
44) Takayama K, et al: Site of inhibitory action of isoniazid in the synthesis of mycolic acids in Mycobacterium tuberculosis. J Lipid Research 16(4): 308-317, 1975
45) Youatt J: A review of the action of isoniazid. Am Rev Respir Dis 99(5): 729-749, 1969
46) Davis WB and Weber MM: Specificity of Isoniazid on Growth Inhibition and Competition for an Oxidized Nicotinamide Adenine Dinucleotide Regulatory Site on the Electron Transport Pathway in Mycobacterium phlei. Antimicrob Agents Chemother 12(2): 213-218, 1977
47) 大野竜三：改訂 抗菌剤ハンドブック. 世界保健通信社, 大阪, p2-3, 1992
48) 西野武志：Chemotherapy 33(S-4)：74-90, 1985
49) 那須孝昭：Chemotherapy 42(S-1)：72, 1994
50) 西野武志：Chemotherapy 42(S-1)：51, 1994
51) 横田 健：Chemotherapy 42(S-1)：13, 1994
52) 日本薬局方解説書編集委員会編：第十五改正 日本薬局方解説書. 廣川書店, 東京, C-4, 230, C-4, 235, 2006

D. 肺非結核性抗酸菌症各論

1-1. 肺 Mycobacterium avium complex (MAC) 症の治療

独立行政法人国立病院機構千葉東病院呼吸器科　佐々木結花

1 肺MAC症の治療開始時に注意すべきこと

　肺MAC症の診断後，治療方式を決定する場合には，患者への十分な説明が必須である．主治医は患者との信頼関係のもと治療を行っていくが，この説明を十分に行わないと無用の不信感を生む場合がある．臨床医としては話しづらく苦労する内容であるため，以下に概略をまとめる．

　本疾患治療についての研究は現在も進行中であり，用いる薬剤はいわゆる「特効薬」ではないこと，この治療でも排菌停止が得られない可能性がある程度あること，薬剤の作用は相互に関連しているものであり，副作用等で併用薬剤が欠けた場合治療効果はかなり減じること，治療中再度排菌する場合があること，いったん排菌が停止し治療が終了しても再度別のMACが感染する可能性があること，が，説明しておくべきポイントである．

2 現在推奨される治療について

　2008年10月，日本結核病学会非結核性抗酸菌症対策委員会は日本呼吸器病学会感染症・結核学術部会とともに，「肺非結核性抗酸菌症化学療法に関する見解-2008暫定」[1]を提示した．これは，リファブチン（rifabutin：RBT），クラリスロマイシン（clarithromycin：CAM）が保険収載され，「非結核性抗酸菌症」治療がHIV感染者以外の患者に対して保険病名として認められたことを契機に，本疾患治療のガイドラインを示したものである（表）．

　本ガイドラインでは，肺MAC症の治療は，リファンピシン（rifampicin：RFP），

表 肺MAC症の治療

1	肺MAC症化学療法の原則はRFP，EB，CAMの3薬剤による多剤併用が基本であり，必要に応じさらにSMまたはKMの併用を行う．
	RFP：300〜600 mg/日，分1 EB ：500〜750 mg/日，分1 結核症より投与期間が長期に及ぶので15 mg/kgでも視力障害の発生に注意を要する． CAM：600〜800 mg/日，分1または分2 処方 SMまたはKMの各々15 mg/kg 日以下を週2回または週3回の筋注．
2. RBT	
	MACに対する抗菌力はRFPよりやや強力とされるが，RFPが投与できないときまたはRFPの効果が不十分なときに投与を行う．概ねRBT300 mgはRFP600 mg相当と考えられている．したがってCAM併用時のRBT初期投与量は150 mg/日とし，6ヵ月以上の経過で副作用がない場合は300 mg/日まで増量を可とする．

エタンブトール塩酸塩（ethambutol：EB），CAMの多剤併用療法（必要に応じてストレプトマイシン硫酸塩（streptomycin sulfate：SM），カナマイシン硫酸塩（kanamycin sulfate：KM）を加える）が原則であり，単剤投与は行ってはならないことを強調している．これは，CAM耐性MAC症という，治療が困難な状態に至らないよう多剤併用療法を行うことがMAC治療の原則となるためである．簡単に「年齢が＊歳であるし，内服薬に副作用も多いし，効くとはいえないから，これだけ（1剤だけ）内服しませんか？」という対応は，一時的に改善しても後に難治化する場合がある．

　投与量は，RFPは300〜600 mg/日，分1，EBは500〜750 mg/日，分1，CAM 600〜800 mg/日，分1または分2，SMまたはKMを追加する場合は，15 mg/kg日以下を週2回または週3回の筋注とする[1]．結核の治療と同様に，RFPはRFP10 mg/kg，EBは最初の2ヵ月は20mg/kgで，以後15 mg/kg，SM，KMは15mg/kgを目安とするが，上記の範囲内で投与を行う．肺MAC症は結核治療より長期間にわたるため，副作用発現に特に注意する必要がある．

　SMないしはKMの導入は有効であり，患者が認容できれば（腎機能，聴力，眩暈などの副作用，通院しての投与法，刺入部の痛みなど）用いるべきである．投与期間と治療効果についての検討がなく，副作用発現に注意しつつ可能であれば最低2ヵ月，なるべく長期間投与する．

3 治療の開始時期について

　非結核性抗酸菌症全般について，以前「colonization」の概念が先行し治療の開始がためらわれることがあった．2007年の米国胸部疾患学会から出されたガイドライン（以下，ATS2007と略）[2]においては，この「colonization」という事象は証明され

ておらず，いったん菌が検出された場合，非結核性抗酸菌症であるか否かが決定されるまで，患者の観察を続けるべきであるとしている．一方，検体は環境からの汚染の可能性があるため慎重に判断される必要があるとも述べられている．

　2008年4月，日本結核病学会非結核性抗酸菌症対策委員会が示した「肺非結核性抗酸菌症診断に関する指針―2008年」[3]においては，注記として，診断基準合致時期と治療開始時期は異なること，その反面治療開始時期が遅れることで早期治療・準治癒時期への転帰を失う事例があること，典型例であっても画像所見のみで非結核性抗酸菌症と診断しないこと，が明記された．続いて「肺非結核性抗酸菌症化学療法に関する見解-2008暫定」[1]では一般論として早期診断・早期治療がより望ましいと思われるが，副作用を考慮したうえで現行の化学療法をいつ開始するのが妥当なのか明確な根拠が未だなく，臨床医の総合的な判断に依存するため，外科適応も含め治療全般に関して専門医への相談が望ましい，とした．

　従来感染症は，早期に診断し早期に治療したほうが宿主に対する影響は少なく完治しやすいと考えられる．本疾患は，①治療成績の十分なエビデンスの蓄積がない，②副作用が多い，③治療期間が長期である，④再感染ないしは再発予防の対策がない，という点で従来の感染症治療と同様な考え方では治療を開始できない．特に，わが国では詳細な健康診断が行われるため，胸膜直下の数mm大の粒状影，一部細気管支の気管支拡張像のみで無症状発見され，気管支鏡検査で菌が証明され診断基準を満たす場合がある．気管支鏡検体でMAC菌が証明された場合，治療については当初記載したようなことを患者に説明したうえで，患者の病状等を考慮し開始を決定するべきである．

4 治療評価

　多くの場合，治療開始後2～3ヵ月以内に排菌は停止し，患者の症状が改善する．気道破壊病変である気管支拡張自体は改善しないが，周囲の浸潤影が縮小，消失し，炎症所見が軽快する場合がある．しかし患者によっては悪化の一途をたどる症例もあるため注意を要する．排菌が継続した場合，耐性検査を施行しクラリスロマイシンの耐性化を評価すること，アミノグリコシドが未使用であれば開始すべきであろう．そのうえで排菌が続いても，もしクラリスロマイシンに耐性がなければ患者の合併症，栄養状態について改善を図りつつ，排痰をうながし，治療を継続すべきである．

5 副作用対策

a) RFP

　RFPは抗結核薬としてわが国では位置づけられているのみであるが，必須薬剤である．副作用，相互作用があり，使いにくい印象を有する薬剤かもしれない．副作用は，主として，胃腸障害，肝障害，骨髄機能抑制，アレルギー症状が認められる．胃腸障害は，食欲不振，悪心，嘔吐，胃痛，下痢等であるが，吸収の問題から空腹時に一度に内服するため消化器症状を悪化させることがある．下痢は患者の体力を減じる副作用であり，整腸剤の併用で改善する場合もあるが投与中止にいたる場合もある．血便を伴った場合，偽膜性大腸炎等の重篤な大腸炎であることもあり慎重な病状聴取，精査が必要である．

　肝障害は無症候の場合も少なくないが，発熱，発疹，黄疸，掻痒感，易疲労感，食欲不振を伴いAST（GOT）・ALT（GPT）上昇，高ビリルビン血症を示す肝障害を生じることがある．

　骨髄障害では，血小板減少，顆粒球減少，溶血性貧血の報告例がある．血小板減少は，血小板の破壊もしくは消費の亢進，骨髄における血小板産生の抑制の機序が考えられている．徐々に低下がみられるので無症候の間に中止する必要がある．顆粒球減少についても，同様の機序が考えられ中止による回復が得られることが多い．

　尿，便，唾液，痰，汗，涙液がリファンピシンおよびその代謝産物により橙赤色に着色し，ソフトコンタクトレンズが変色することもあるため，あらかじめ注意する必要がある．

　わが国では，治療開始後の血液検査の間隔については示されていないが，結核治療に準じて治療開始後2ヵ月間程度は最低2週間に1回の検査を行うことが望ましい．その後も，高齢，合併症などでリスクがあると考えられた場合は，定期的に検査を行う必要がある．中止の基準であるが，患者に何らかの症状があり，AST，ALTが正常値上限の3倍を超えた場合は中止，無症候でもAST，ALTが正常値上限の5倍を超えた場合は中止する．白血球減少と血小板減少は，白血球で2,000/mm^3，血小板で10万/mm^{3}以下になる場合はRFPの中止を考慮する必要があると，「肺非結核性抗酸菌症化学療法に関する見解-2008暫定」[1]で述べられている．なお，RFPは投与中止し再開したときにアレルギー症状が発症することがあるため，注意を要する．

b) EB

　EBも抗結核薬としてわが国では位置づけられているのみであるが，必須薬剤である．EBの副作用は，視力障害，色盲，肝障害，ショック，アナフィラキシー様症状，間質性肺炎，皮膚粘膜眼症候群，血小板減少などが経験されるが，臨床でよく遭遇するのは，視力障害と皮膚症状である．視力障害は，視神経障害による場合があり，投与量が25 mg/kg以上，長期投与，腎障害の患者に多いとされており，両眼の視力低下，中心暗点，色覚障害を伴うために，2ヵ月を超える投与例では定期的な眼科受診

が必要である．長期投与が原則であるため，視力障害に気づかず不可逆な状況にいたる場合もあり注意を要する．皮膚症状は，発疹，掻痒感で発症するが，中止後速やかに改善することが多い．

c) CAM

CAM はわが国で開発された薬剤であり，呼吸器感染症に広く用いられているが，肺 MAC 症に対し，主軸となる薬剤である．肺 MAC 症では一般細菌感染症より投与量が多く，長期内服となるため，副作用が高率に発生する可能性がある．多くは消化器症状（胃部不快，悪心，嘔吐など）と服薬後の苦味であるが，マクロライド剤に共通した副作用として，不整脈の発現（QT 延長，心室頻拍，心室細動）に留意すべきである．頻度は高くないが，肝障害，骨髄機能の抑制，皮膚粘膜眼症候群（Stevens-Johnson 症候群），中毒性表皮壊死症（Lyell 症候群），PIE 症候群，間質性肺炎，偽膜性大腸炎，出血性大腸炎，急性腎不全等があげられる．

d) SM, KM

アミノグリコシド剤に共通した副作用として，聴力障害をはじめとした第 8 神経障害，腎障害が中心となるが，特に長期投与者，高齢者にて徐々に血中濃度が高くなりやすいため，眩暈，耳鳴，難聴等の発現に注意し，聴力検査を定期的に行うべきである．腎障害は急性腎不全にいたることがあるため，投与中は血液検査等で定期的に検査を行っていくべきである．

6 現在ガイドラインに収載されていない他薬剤の有効性について

非結核性抗酸菌症におけるフルオロキノロン剤の投与については，多くの臨床家が期待するところであるが，現在開発されているものに明らかな有効性を示すものはないと報告されている．*in vitro* でのフルオロキノロン剤の有効性について Diaz ら[4]は MIC90 にて，Moxifloxacin 4 mg/L，gatifloxacin 16 mg/L，Levofloxacin 16 mg/L と報告しており，MIC の点からは良好とはいえない．Linezolid についても MAC について有効性が期待されたが，Diaz らの報告[4]では MIC90 は 32 mg/L を上回っており，やはり有効とはいえない．今後さらなる薬剤の開発が切望される．

7 治療期間

治療期間の目安は，自覚症状，画像所見の改善も重要であるが，細菌学的検査が最も重要となる．ATS2007 年[2]では菌陰性化から 1 年が目安とされている．現在，肺 MAC 感染症は多種類の株が同時に感染することが報告されており[5]，再発と捉えら

れていた病状の悪化が再感染である可能性もある．全く改善がないまま経過した症例を別とし，菌陰性化から1年以上を目安とし総合的な判断で治療期間を考慮する．

8 CAM耐性MAC

　CAM耐性MACについてわが国での関心は，現在は残念ながら高くない．米国胸部疾患学会の1997年の勧告[6]でMACに関する薬剤感受性検査で有用な薬剤としてCAMをあげているのは，MAC症においてCAMは薬剤感受性と効果が関連することが確認された唯一の薬剤であることによる．初回治療のMAC症例にCAM耐性例は多くないが，GriffithらのCAMないしはアジスロマイシン（わが国では適応がなく長期投与は不可である）のいずれかのマクロライド耐性MAC51例の報告[7]によれば，耐性にいたった症例への前治療は，マクロライド単剤投与，マクロライド＋フルオロキノロン1剤投与，EBを含まないRFPやRBTとマクロライドが選択されていた．

　CAM耐性MACの治療は，SMないしはアミカシン（amykacin：AMK）の投与と病巣の切除が原則であり，マクロライド投与開始前のINH，RFP，EBにSMないしはAMKを投与する治療がATS2007[2]では記載されている．なお，わが国ではAMKは本症に保険適応がない．

9 外科治療について

　MACは難治性感染症であり，外科治療も考慮されるが，感染症であり，外科切除単独の治療戦略は好ましくない．ATS2007[2]では，内科的治療に反応が乏しい，マクロライドに耐性である，喀血などのMACに関連する合併症がある場合に切除の適応があるとしているが，多数の症例で検討されていないこともあり，限局した病変で心肺機能が治療を許容し多剤併用療法との併用が可能な症例，単発結節切除としているのみとし，抗酸菌症の治療に精通した施設で外科切除を行うべきであると述べている．

　わが国では，2008年4月に日本結核病学会非結核性抗酸菌症対策委員会から，「肺非結核性抗酸菌症に対する外科治療の指針」[8]が示された．本指針の基本的な考え方として，外科治療はあくまで病状のコントロールが目的であり，病巣が限局していても相対的治癒であり根治的治癒ではないこと，術前後の化学療法は必須であること，しかし，孤立陰影の切除の場合は術後化学療法が必須かはエビデンスがないこと，が述べられている．そのうえで，外科手術の適応，術式，時期，術後の化学療法について示している．集学的治療であり，抗酸菌症の治療の経験が多い施設で行うべきと考えられる．

10 MAC症の予後

　肺MAC症の治療成績および予後については，多くの報告がある．CAM登場前の成績として，英国呼吸器学会の，HIV非感染例肺MAC症に対し，RFP＋EB，RFP＋EB＋INHを24ヵ月投与し5年間観察した75例の報告を示す[9]．この検討に参加した75例中，23例（31.0%）が治癒し，11例（14.7%）が治療失敗，10例（32.2%）が再発，5年以内に死亡した27例（36.0%）中3例が肺MAC症で死亡していた．

　CAMの登場以後の成績について述べるうえで，以下の点で問題がある．肺MAC症は，画像診断の進歩とともに早期発見されるようになり，CTにて，結節様のごく小さい病変から，陳旧性肺結核，慢性気管支炎に合併した広汎な症例まで，一括して述べることはふさわしくない．また，ニューマクロライド剤に対する耐性の問題を含めて論じる必要がある．しかし，患者が最も知りたい情報として治療成績は欠かせないため，文献での報告を示す．

　Haungら[10]は，ニューマクロライド剤として，CAMあるいはアジスロマイシンのいずれか，EB，リファマイシン系薬剤としてRFPあるいはRBTのいずれかを投与する治療方式による治療成績を報告している．12ヵ月以上治療を継続し得た症例中培養が陰性化し治療終了した症例は約20%程度のみであった．

　わが国では，小橋らの多施設での治療成績の報告が示されている[11]が，少なくとも6ヵ月以上の治療期間で治療開始から12ヵ月以上経過観察したCAM＋EB＋RFP＋SM投与例で58.5%に菌陰性化がはかられ，再排菌例は37.5%であった．しかし，この検討はCAM400 mg投与が多くを占めており，現在800 mgまで投与可能であるため，成績は改善されると推測できる．

　肺MAC症の治療の予後については今後も継続して検討される必要がある．

11 死にいたる可能性

　「毎日真綿で首を絞められるような気がします」という言葉を残し，筆者の患者の一人は全治療期間6年余りの早期で他界された．当院へ来院した時点で既に全肺野の50%以上の病変および両側肺に空洞を有し，積極的に治療に参加されたものの治療により進行が止まることはなかった．このような症例は少ないがまれではない．

　肺MAC症は緩徐に進行する場合が多く，悪化が認められずに経過する症例もあれば，発症から20年以上経過し呼吸不全死にいたる症例も少なくない．受診し診断されてから増悪するまでの期間はまちまちである．患者の予後については，年齢，受診時期，治療薬剤，経過，合併症，栄養状態などから，総合的に判断される必要がある．

文献

1) 日本結核病学会非結核性抗酸菌症対策委員会，日本呼吸器学会感染症・結核学術部会：肺非結核性抗酸菌症化学療法に関する見解-2008暫定．結核 83：731-734, 2008
2) Griffith DE, Aksamit T, Brown-Elliott BA, et al: on behalf of the ATS Mycobacterial Diseases Subcommittee: An Official ATS/IDSA Statement: Diagnosis, Treatment, and Prevention of Nontuberculous Mycobacterial Diseases. Am J Respir Crit Care Med 175: 367-416, 2007
3) 日本結核病学会非結核性抗酸菌症対策委員会・日本呼吸器学会感染症・結核学術部会：肺非結核性抗酸菌症診断に関する指針-2008年．結核 83：525-526, 2008
4) Rodriguez JC, Lopez M, Ruiz M, et al: Invitro activity of new fluoroquinolones and linezolid against tuberclous mycobacteria. Int J Antimicrobial Agents 21: 585-588, 2003
5) Wallace RDJr, Zhang Y, Brown AB, et al: Polyclonal Mycobacterium avium complex infections in patients with nodular bronchiectasis. Am J Respir Crit care Med 158: 1235-1244, 1998
6) American Thoracic Society: Diagnosis and treatment of disease caused by non-tuberculous mycobacteria. Am J Respir Crit Care Med 156: S1-S25, 1997
7) Griffith DE, Brown-Elliott BA, Langsjoen B, et al: clinical and molecular analysis of Macrolide resistance in Mycobacterium avium complex lung disease. Am J Respir Crit Care Med 174: 928-934, 2006
8) 日本結核病学会非結核性抗酸菌症対策委員会：肺非結核性抗酸菌症に対する外科治療の指針．結核 83：527-528, 2008
9) The Research Committee of the British Thoracic Society: Pulmonary disease caused by Mycobacterium avium-intracellulare in HIV-negative patients: Five-year follow-up of patients receiving standardized treatment. Int J Tuberc Lung Dis 2002: 628-634, 2002
10) Haung JH, Kao PN, Adi V, et al: Mycobacterium avium-intracellulare pulmonary infection in HIV-negative patients without preexisting lung disease diagnostic and management limitation. Chest 115: 1033-1040, 1999
11) 小橋吉博，岡三喜男：ガイドラインに沿った治療が行われた肺 Mycobacterium avium complex 症の長期追跡調査．結核 83：779-784, 2008

D. 肺非結核性抗酸菌症各論

1-2. 肺MAC症患者へのオリエンテーション

独立行政法人国立病院機構千葉東病院呼吸器科　**佐々木結花**

1 慢性気管支炎，気管支拡張症についての説明

　先に治療中の疾患があり，肺MAC症が診断された患者に比較し，両者同時に診断された患者は特に受容しがたい印象がある．慢性気管支炎，気管支拡張症について，外来診療上よく遭遇する疾患であるが，肺MAC症を伴わない症例も多く，それだけに患者への説明が難しい．両疾患と肺MAC症の根治を期待する患者も多いため，説明を十分行う必要がある．

2 生活習慣で注意すべきこと

a）栄養指導

　本疾患の患者の特徴として，"やせ"がある．咳嗽，喀痰などの呼吸器症状の持続，症状持続による食欲低下，食思不全が体重減少につながることは，慢性呼吸器疾患治療中の患者に多い．他感染症の合併，呼吸筋疲労による排痰障害によって，徐々に全身状態の悪化が予想される．経過中高カロリー摂取が必要な患者も多いため，栄養指導が重要となる．

b）禁酒・禁煙指導

　本疾患の経過は長期であるため，患者の嗜好にも注意する必要がある．薬剤の肝障害の危険を高めるため治療中の禁酒については投薬開始時に説明する．喫煙の害については，発癌，消化器潰瘍の発病を高めるなど全身状態の低下を生じるだけでなく，主流煙に含まれるタール等により，慢性閉塞性肺疾患の悪化，慢性気管支炎の悪化を生じるため，禁煙指導をあわせて行う必要がある．

c）他感染症予防

本疾患管理中で咳嗽・喀痰の顕著な患者については，インフルエンザ接種および肺炎球菌ワクチンの接種が勧められる．

d）服薬支援

肺結核では直接監視下短期化学療法（Directly observed therapy, with short course）によって，服薬支援が基本となっており，飲み忘れがないよう支援が行われている．しかし，本疾患は年余にわたり服薬を続けていくにもかかわらず，自主的に服薬を続けていくために，中断・脱落を生じやすい．医師は来院時に服薬について「飲みにくくないか」「服薬時間は変更したほうがよいか」を尋ね，服薬支援を行う必要がある．

e）心理的管理

この疾患の診断を説明するとき，治療の現状を隠さず伝えるが，完治が望めないかもしれないことについては患者の治療意欲を維持するように伝える必要がある．腫瘍性疾患の告知と同様であるが，患者は動揺し場合によってはパニック様になる．パニックを生じた際には，可能であれば複数医療機関のセカンドオピニオンを経験させ知識を得ることを勧める．わが国では本疾患に関しての大規模な患者互助団体は設立されておらず，インターネット等からの一般的な情報収集に頼りがちであり，不安が強くなる場合があるので注意する必要がある．

D. 肺非結核性抗酸菌症各論

1-3. 急速進展した肺 M. avium 症例について

独立行政法人国立病院機構千葉東病院呼吸器科　佐々木結花

1 症例提示

症例：53歳，女性
主訴：咳嗽，喀痰
現病歴：

　40歳代以降常に咳嗽を自覚していた．2003年2月，咳嗽が増強しA病院を受診，M. avium 症と診断されRFP＋EB＋CAM（400 mg）投与が開始された．その後皮疹が出現しEBを中止．2004年10月，セカンドオピニオンを希望され当院受診．CAM増量，LVFXおよびSMの追加を勧め，A病院にて治療継続．2005年10月，症状が軽快しないため，当院における治療を希望され転院となった．
既往歴：慢性副鼻腔炎（発症時期：不詳）
家族歴：兄　間質性肺炎で死去
アレルギー歴：特記すべきことなし
嗜好：喫煙歴なし
粉塵吸入歴：なし
出身：沖縄県
画像所見：

　2003年9月の前医初診時には，右肺中葉を中心に，中下肺野に気管支拡張像を認めた（図1）．その後，右中肺野に空洞が出現し，当院へ転院された時点では，右上葉を占める径10 cmを超える空洞，中肺野に空洞を伴う浸潤影を認めた．また左舌区に気管支拡張によると思われる索状影が認められた（図2）．
治療経過：

　2005年10月，当院にての治療開始時，喀痰検査では M. avium は塗抹3＋であり，

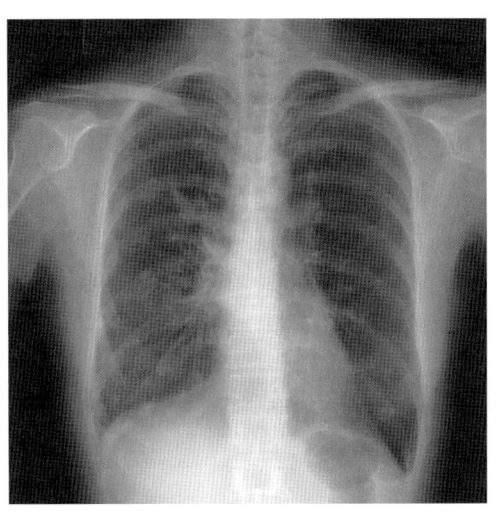

図1 前医初診時
右肺に気管支拡張像，小結節が認められる．

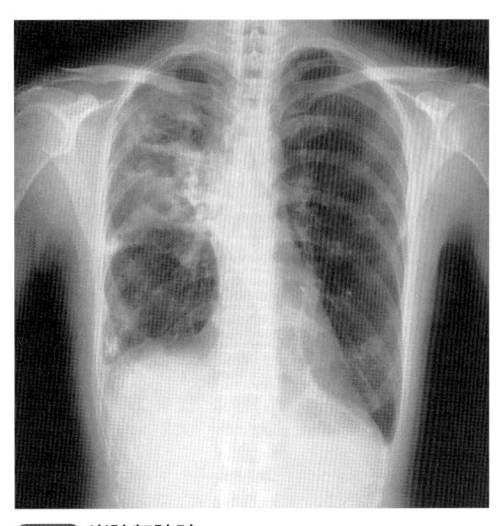

図2 当院転院時
右上肺野に巨大空洞が形成されている．中肺野に空洞および浸潤影，左下肺野に索状影が認められる．

喀痰，咳嗽，37～38℃の発熱を連日認めた．EBを少量から漸増し，EB750 mg（分1）まで増量，RFP450 mg（分1），CAM800 mg（分2），LVFX400 mg（分2），KM0.75 g週3回の投与とした．3ヵ月後，眩暈が生じ，KM中止とした．喀痰塗抹陽性は継続し，咳嗽・喀痰が自覚されていたため，M. avium症への効果を期待して，LVFXをFEPM450 mg（分3）へ変更したが下痢が生じ中止．2006年8月の胸部単純写真では空洞は多房化し，空洞周囲に浸潤影が認められ，進行していた（図3）．2006年10月，眼圧上昇を指摘されEBを中止とした．眩暈が改善していたこと，38℃台の発熱が生じたことから，AMK400 mg（分2）の点滴静注，MFLX400 mg（分1）をRFP，CAMと併用した．4週間AMKの点滴静注を行い，喀痰塗抹1+，発熱の低下をみたため退院し，AMKを除外したRFP，CAM，MFLXとした．その後，咳嗽・喀痰・微熱が自覚されたが，喀痰塗抹1+から2+程度であった．2007年3月，38℃台の発熱あり，AMK400 mg（分2）の点滴静注およびEB再投与目的で入院．眼圧上昇なく，再びEB投与が可能となったこと，体温が37℃前後となったため退院とし，RFP，CAM，EB，MFLXの継続投与となった．2008年10月に同様のエピソードがあり入院したが，喀痰塗抹は3+のまま変化なく，発熱も若干の低下をみただけであり，徐々に悪化傾向となった．しかし，ご本人の強い希望で入院せず，外来で同様の内服を継続した．2008年1月から食欲低下，咳嗽が著しく，るいそう著明となり，3月に呼吸不全にいたり在宅酸素療法を施行．5月，呼吸困難，39℃の発熱にて入院となった．一般細菌の検出なく，AMK投与，去痰目的のネブライザーなど対症療法を行ったが改善せず，呼吸苦が増強，ご本人の希望で人工呼吸管理は行わずご家族に囲まれ永眠した．入院時胸部CTでは右肺上葉，中葉とも巨大空洞となり，左上葉気管支拡張および浸潤影，下葉の浸潤影を認めた（図4）．最後に撮影された

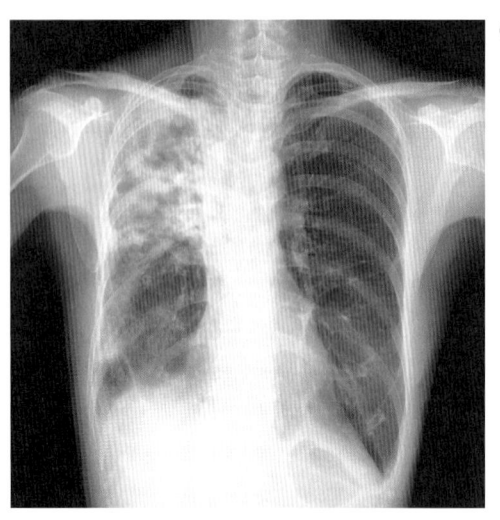

図3 当院転院後10ヵ月
複数薬剤を投与したが，右上肺野の空洞は増悪し，中下肺野に一部浸潤影が生じた．悪化傾向である．

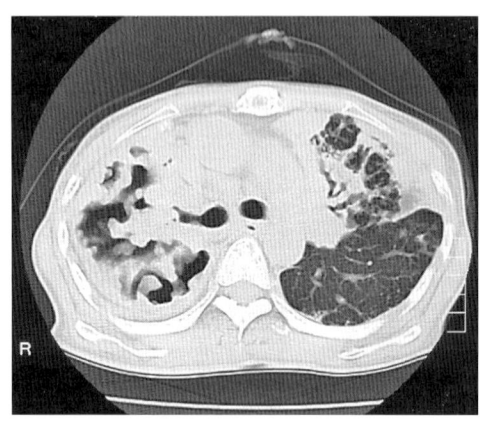

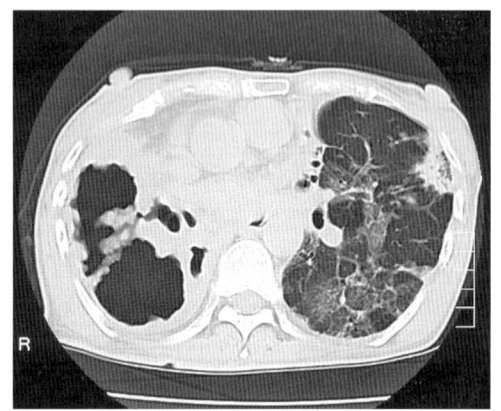

図4 最終入院時CT
右肺はほぼ空洞化した．

胸部X線写真では，右上肺野の空洞，中・下肺野の空洞及び浸潤影，一部含気の低下，左上・中肺野の空洞，左下肺野の気管支透亮像を有する浸潤影，右胸水，心陰影の拡大を認めた（図5）．

2 症例から振りかえる治療ポイント

a) CAM

CAMは2008年までは肺MAC症に関し保険収載されておらず，一般感染症と同量の400 mg投与で経過する症例が多かった．今後は，当初からガイドライン[1,2)]に沿って，RFP，EB，CAM（症状に応じ可能ならSMないしはKMを併用）を投与し，特にCAMは600ないしは800 mg投与すべきである．

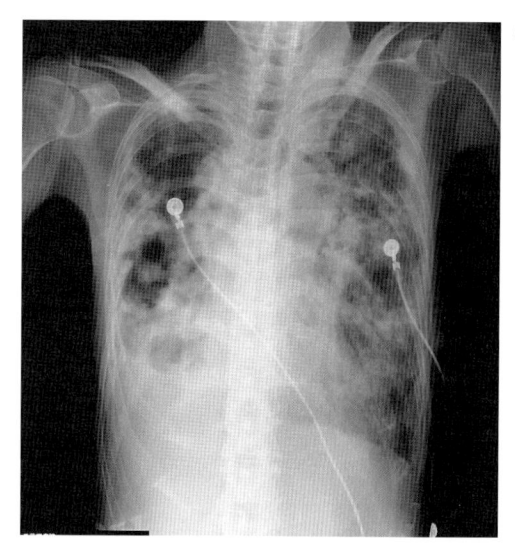

図5 最終入院時最終の胸部単純画像
両側肺の多発空洞化がみとめられる．

　肺MAC症の治療効果は，複数の薬剤を同時に用いることで得られる．CAM単剤で治療すべきではない．初回治療時のCAM耐性菌はわが国ではまれであるが，排菌が継続した場合，再治療時には，CAMの耐性チェック目的でMIC測定を行う必要がある．本例ではそれまではCAMのMICは4 μg/mL未満であったが，最終入院時にCAMのMICは32 μg/mLを超えており耐性化していたことが，後に判明した．

b）EBの漸増について

　EBのアレルギー症状時の再投与について報告はない．結核治療において，INH，RFPはアレルギーによる副作用出現時，「漸増」法による再投与が試みられ，成功する場合が多い．結核治療におけるEBの役割は代わる薬剤があるので，漸増について試みられることはまれである．倉島篤行先生へのコンサルトでEBの漸増についてアドバイスを受け，皮膚の痒みや発疹などの比較的軽微なアレルギーを生じEB投与を中止した後，患者への説明を十分行い，漸増による再投与を注意深く観察しながら実施している．

c）EBの副作用について

　EBの視力低下について広く知られるところである．Carrら[3]によって1962年に症例報告されて以来，視神経障害について注意を喚起されている．結核治療では，視力障害に注意しつつEBは最初の2ヵ月間は25 mg/kg（上限1,000 mg/日）を投与してもよいが，3ヵ月目以後も継続投与する場合には15 mg/kg（750 mg/日）とされている．副作用や耐性にて治療法が標準から外れない限り初期2ヵ月でEBは終了される[4]．一方，肺MAC症は菌陰性化後1年間（以上のことが多々ある）という長期投与が必要であり，副作用への注意が必要である．EBの視神経障害は25 mg/kgでは5～6%に視神経障害が生じるが，15 mg/kgでは1%未満であり，投与量が多いほど高率となる[5,6]．また，治療開始後早期ではなく，約2ヵ月以降に生じ，視力低下だけでなく色覚に異常を生じるため，投与後定期的に検査を行う．なおEBは腎排泄な

D．肺非結核性抗酸菌症各論

ので，腎機能低下や高齢者では特に注意を要する．軽症では可逆的であり，早期診断が重要である．

d）ペネム系，キノロン系の投与について

現在のところ，大規模治験は行われておらず，有効性は確認されていない．本例においても患者の了承の下，ペネム系やキノロン系薬剤を投与したが，効果がやや実感できたものは，アミノグリコシド系薬剤（特にAMK）を含む標準的投与であった．臨床の現場では，何とか患者さんに有益であるようにと臨床医は必死に努力するところであり，今後，有効な薬剤の開発および既存の薬剤の保険承認が切望される．

e）急速進行例であったこと

通常，肺MAC症の悪化は20年程度の経過をたどることが多いが，本例のごとく，免疫抑制の要因をもたず，気管支拡張像から次々に空洞形成し，数年の経過で呼吸不全にいたり死亡する予後不良例も存在する．本例は肺MAC症の代表例ではなく，本例をもって肺MAC症全体を指し，「治療は意味がない」「治療は効果がない」と判断してはならない．

気管支拡張型であっても進展が認められない例，進行が極めて緩徐である例が多いことも事実である．治療をすべきか，治療が十分有効ではないため治療せずに経過をみるか，悩ましい症例も多いが，患者に十分な説明を行い，進行例で服薬に耐えられる状況であれば治療を選択し，そうでない症例には，排痰や感染予防などの基本的な患者指導を行うべきであろう．

文献

1) Griffith DE, Aksamit T, Brown-Elliott BA, et al: on behalf of the ATS Mycobacterial Diseases Subcommittee: An Official ATS/IDSA Statement: Diagnosis, Treatment, and Prevention of Nontuberculous Mycobacterial Diseases. Am J Respir Crit Care Med 175: 367-416, 2007
2) 日本結核病学会非結核性抗酸菌症対策委員会，日本呼吸器学会感染症・結核学術部会：肺非結核性抗酸菌症化学療法に関する見解-2008 暫定．結核 83：731-734, 2008
3) Carr RE, Henkind P: Ocular manifestations of ethambutol. Toxic amblyopia after administration of an experimental anti-tuberculosis drug. Arch Ophthalmol 67: 327-334, 1962
4) 日本結核病学会治療委員会：「結核医療の基準」の見直し．結核 83：527-528, 2008
5) Kumar A, SandramouliS, VERMA L, et al: Ocular ethambutol toxicity: is it reversible?. J Clin Neuroophthalmol 13: 15-17, 1993
6) Tsai RK, Lee YH: Reversibility of ethambutol optic neuropathy. J Ocul Pharmacol Ther 13: 473-477, 1997

D. 肺非結核性抗酸菌症各論

2-1. 肺 Mycobacterium kansasii 症

独立行政法人国立病院機構近畿中央胸部疾患センター呼吸器科　鈴木克洋

1 はじめに

　M. kansasii（カンサシ）は米国で発見された非結核性抗酸菌（NTM）の一種で旧来の分類では1群菌（光発色菌）とされる．暗所培養では発色がなく結核菌と同様の象牙色を示すが，光をあてると鮮やかなレモンイエローに発色する（図1）．同菌による慢性の感染症が M. kansasii 症で，ほとんどが肺の慢性病である肺カンサシ症となる．他に骨関節や全身の感染症が報告されているが珍しい．わが国では M. avium complex（MAC）に次いで，NTM症の原因菌として第2位となる[1]．環境から検出

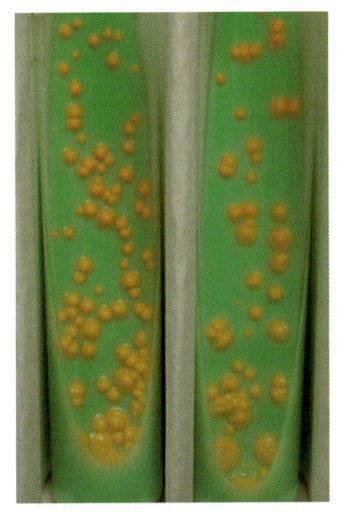

図1　小川培地上 M. kansasii のレモンイエロー色の集落

される頻度が他のNTMと比べてかなり低く，比較的菌の毒力が高いといわれている．また化学療法が結核ほどではないが有効なため，唯一化学療法で治癒可能なNTM症といえる．本稿では肺カンサシ症の治療・予後を中心に述べる．

2 疫学と診断

　カンサシ症はわが国では，MAC症に次いで頻度の高いNTM症であるが，世界的にみると必ずしも一般的ではない．第二位の頻度のNTM症は世界各地で異なっている．国内をみても，地域格差が大きい病気である．従来から東京や大阪近郊で発生数が多いことが知られている．一方，中部地方では発生数が少ない．大阪地区の中でも，近畿中央胸部疾患センターがある堺地区は特に発生数が多い．また水島工業地帯でも発生数が多いと報告されており，製鉄業との関連を指摘する見解もある．図2に当院で同定された抗酸菌種比率の年次推移を示す．全抗酸菌の約10%，全NTMの約20%をカンサシが占めている．

　カンサシ症は1970年代には東京近郊でのみ認められる疾患であった．しかし1980年代になり近畿，中国・四国，九州などの西日本に広がり，1990年代以降東北や北海道も含めた全国に広がっている．このような疾患発生の経時的な広がりから，カンサシは他のNTMと違い，ヒトからヒトへと感染するのではないかとの憶測を生んだ．そこで我々は保存カンサシ菌株に各種分子疫学的手法を応用し検討した[2]が，ヒトからヒトへの感染は否定的な結果を得ている．

　現在までに発表されたNTM症原因菌割合の変化，当院でのNTM原因菌種の推移，他地域医師の日常臨床の印象などを総合的に判断すると，カンサシ症の発生数は

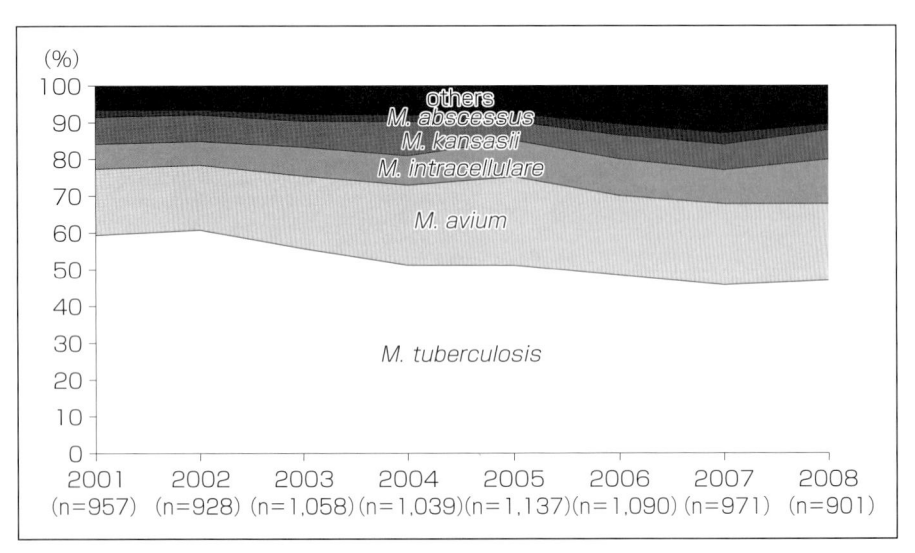

図2 当センターで検出同定された抗酸菌株数の変化

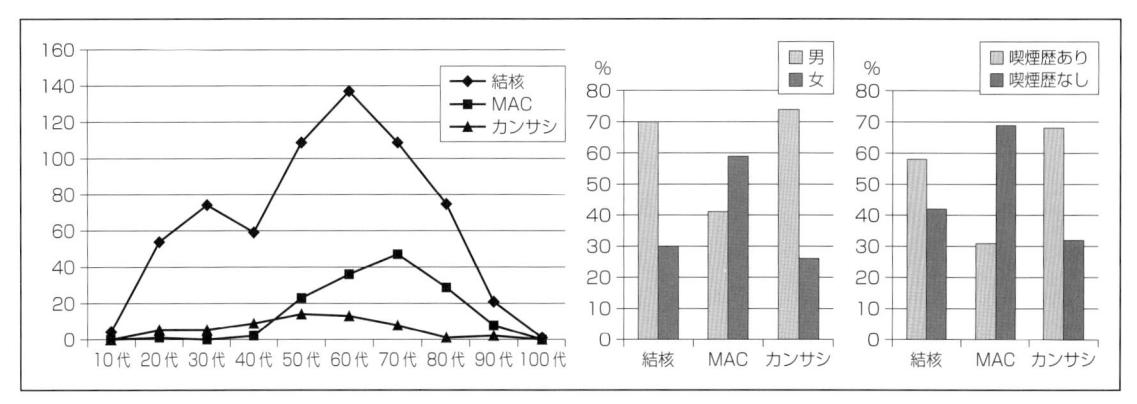

図3 肺結核，肺MAC症，肺カンサシ症の年齢，男女比，喫煙率

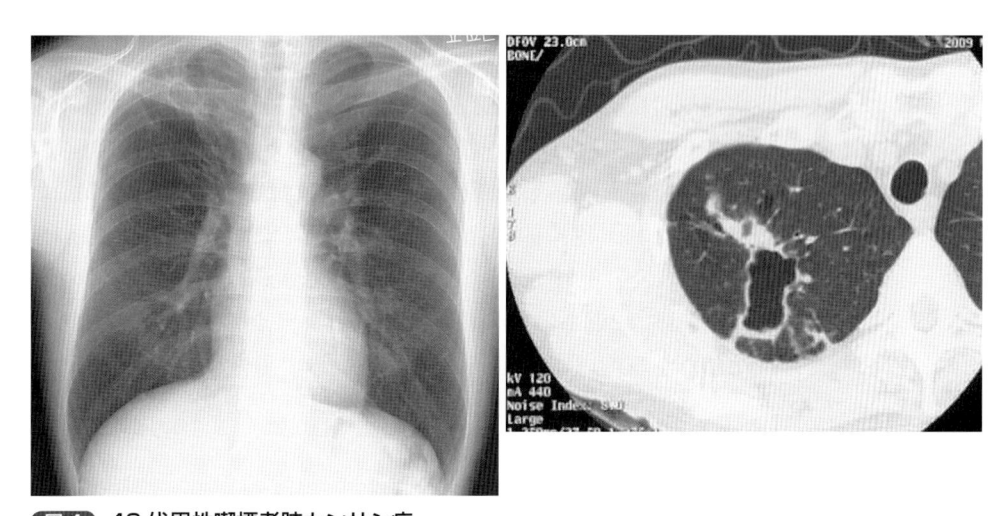

図4 40代男性喫煙者肺カンサシ症

この10年ほどほとんど変化せず，肺MAC症が急増しているため，その相対的な地位は低下しているものと考えられる．

　図3に代表的な抗酸菌症である結核，MAC症，カンサシ症の年齢分布，性別，喫煙率を表示した．カンサシ症は各年齢層に比較的幅広く分布しており，年齢の中間値は最も低い．男性の割合は結核以上に高く，男性患者の割合に比例して喫煙率も高い．旧来カンサシ症は喫煙男性が90%以上を占めると考えられてきた[3]．しかし結節・気管支拡張型肺MAC症類似の画像を呈する高齢女性肺カンサシ症も珍しくなくなっている．

　言うまでもなく，肺カンサシ症は結核や肺MAC症と同様の症状や画像を呈するため，検出菌がカンサシと同定されない限り診断はできない[4]．また喫煙男性が多いため，肺がんとの鑑別が問題となる症例もある．肺カンサシ症に比較的特徴的な画像所見として一般に報告されているのは次の通りである．第一は肺尖から上肺野の薄壁空洞で，周辺病巣が比較的少ない画像（図4）．第二はブラ周囲のコンソリデーション

である．症状は慢性的な咳，痰，微熱であるが，症状がなく検診や他疾患のため撮影した胸部X線でたまたま発見される例も結核と同様に多い．

結核やMACと同じように喀痰検査を行う．ただしカンサシ特異的な核酸増幅法は現在存在しないので，培養陽性後DNAプローブ法などでカンサシと同定されるまで診断することはできない．典型的な画像所見のある喫煙男性で，結核菌・MACともに核酸増幅法が陰性の喀痰塗抹陽性例は，肺カンサシ症を強く疑いながら対処する．

当院の肺カンサシ症190例の合併症と基礎疾患を図5に示す[5]．44例では基礎疾患や合併症が特になかった．一方，消化性潰瘍が34例，陳旧性肺結核が25例，慢性肝障害が24例であり，糖尿病は16例（8.4％）との結果であった．当院での結核入院患者の糖尿病合併率が20％弱である点と比較すると，結核と比べ全身的な免疫低下より肺局所の防御力低下が発症に関係している疾患と推測される．

クオンチフェロン®TB-第2世代（QFT-2G）は近年実用化された結核菌特異的な感染診断法で一般臨床に急速に普及している．結核菌には存在するがBCGには存在しない特異的抗原（ESAT-6とCFP-10）を用いるため，BCG接種に関係せずに結核菌感染の有無を特異度高く診断可能である．実はこの2つの特異抗原はカンサシにも存在しているため，理論的にはカンサシ症患者でもQFT-2Gが結核と同様に陽性になると考えられた．しかし当院のデータをまとめると，結核患者の陽性率（判定保留を含む）が90％程度あったのに対して，カンサシ症患者の陽性率（判定保留を含む）は，たかだか50％程度であり，結核と比べて陽性率が低かった．

3 治療・予後

先述したように，薬剤効果が最も高く化学療法で完治可能な唯一のNTM症といっても過言ではない．リファンピシン（RFP），エタンブトール（EB），ストレプトマイシン（SM）をはじめとするアミノ配糖体，クラリスロマイシン（CAM）とアジスロマイシン，レボフロキサシン（LVFX）などのニューキノロン剤は，すべて基本的に有効であると考えられている．イソニアジド（INH）の効果については議論があり，英国で行われた比較試験では，INHの効果は否定的な結果となっている．しかし初期に結核としてINH＋RFP＋EBを処方することが多く，そのままの治療を1〜1.5年継続する例が多い．米国胸部学会のガイドライン[6]や日本結核病学会の治療に関する見解[1]では，同レジメンを排菌陰性化から1年間投与する方法を標準療法として記載している．標準療法が完遂できれば再発率5％未満程度の治療効果が十分期待できる疾患である．

結核菌に用いる薬剤感受性検査をNTMに応用することは，臨床効果を予測するうえでほとんど役立たないことは専門医の常識となっている．MAC症や迅速発育菌に液体培地で一部薬剤の最小発育阻止濃度（MIC）を測定することは臨床的に有用であ

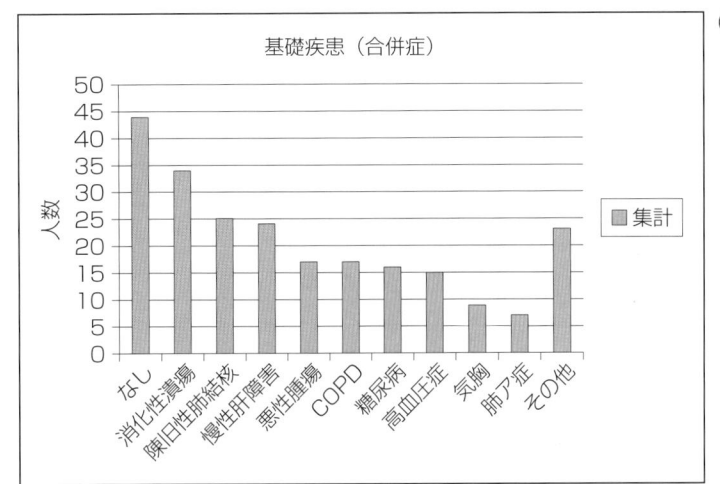

図5 肺カンサシ症の基礎疾患・合併症
鈴木克洋,吉田志緒美,露口一成,他：肺カンサシ症の治療.結核 81：41-43,2006[5] より転載.

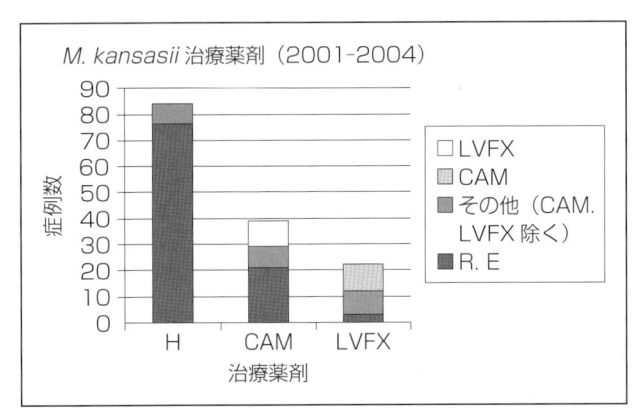

図6 肺カンサシ症の治療レジメン
鈴木克洋,吉田志緒美,露口一成,他：肺カンサシ症の治療.結核 81：41-43,2006[5] より転載.

ると考えられているが，結核菌に対する薬剤感受性検査とは手技が大幅に異なっている点に注意しなければならない．しかし，カンサシの RFP 感受性をみることは唯一の例外となっている[1,6]．現在結核菌の標準的な薬剤感受性検査である小川培地を使用した比率法を行い，RFP の結果のみを参考にする．しかし当院で 1997〜2004 年までに検出した 567 株のカンサシ菌株中，RFP 耐性はわずか 4 株（0.71％）であった．したがって，ルーチンに薬剤感受性検査を行う必要はなく，再発例や治療効果が乏しい例に限り薬剤感受性検査を行えばよいとの意見もある．RFP 耐性菌の場合，EB に CAM，ニューキノロン剤などを加え，やはり排菌陰性化から 1 年間投与するのが推奨処方である[6]．

　図6に 2001 年から 4 年間に入院治療した 155 例の化学療法レジメンを呈示した[5]．INH＋RFP＋EB または類似処方が 84 例，CAM＋RFP＋EB または類似処方が 39 例，LVFX を含む処方が 22 例であった（一部重複あり）．どのレジメンも基本的に有効で，30 日前後で排菌陰性化している．Griffith らも CAM＋RFP＋EB 間欠療法の臨床的な有効性を既に報告している[7]．標準療法である INH＋RFP＋EB 以外のレジメンが当院で多いのは，RFP 耐性が理由ではなく，副作用で標準療法実施不可との理

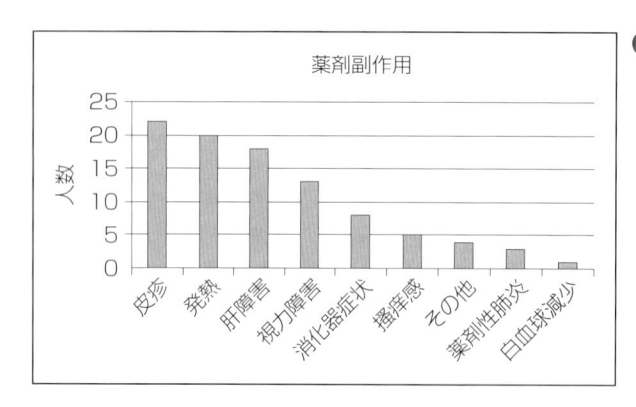

図7 肺カンサシ症治療中の副作用
190人中69人（36.3％）に94エピソードの副作用が生じた．
鈴木克洋，吉田志緒美，露口一成，他：肺カンサシ症の治療．結核 81：41-43, 2006[5]より転載．

　由が多かった．図7に肺カンサシ症治療中の薬剤副作用を呈示した[5]．検討可能であった190症例中69例（36.3％）に94エピソードの副作用が生じていた．多いのは皮疹，発熱，肝障害，視力障害，消化器症状などであった．

　基本的に薬剤で治癒可能な疾患である．しかし当院での経験では結核以上に再発例が目立つ（約14％）．これは結核よりも治療期間がかなり長いにもかかわらず，結核ほど服薬コンプライアンスに熱心ではないため，途中で治療が中断となる例が多いためと思われる．ヒトからヒトへと感染せず，経過も緩慢であり，予後も比較的良好であるため，主治医としても治療にそれほど熱心にはなれない．そのため薬剤副作用が出現した場合など，すぐに治療を中断してしまう例が多いものと推測される．

　当院入院中の死亡率は0.5％と結核の6.7％と比べても予後はかなり良好である．肺MAC症と比べても予後が良好なことは明らかである．これは比較的若年者が多く，重症例が少なく，薬剤効果が優れているためと考えられている．

文献

1) 日本結核病学会非定型抗酸菌症対策委員会：非定型抗酸菌症の治療に関する見解-1998．結核 **73**：599-605, 1998
2) 吉田志緒美，鈴木克洋，露口一成，他：Mycobacterium kansasii 株における分子疫学的解明．結核 **82**：103-110, 2007
3) 水谷清二：特にM.kansasii症について．化学療法の領域 **15**：728-732, 1999
4) 日本結核病学会非結核性抗酸菌症対策委員会，日本呼吸器学会感染症・結核学術部会：肺非結核性抗酸菌症診断に関する指針―2008．結核 **83**：525-526, 2008
5) 鈴木克洋，吉田志緒美，露口一成，他：肺カンサシ症の治療．結核 **81**：41-43, 2006
6) American Thoracic Society: An official ATS/IDSA statement: Diagnosis, treatment, and prevention of nontuberculous mycobacterial diseases Am. J. Respir. Crit Care Med **175**: 367-416, 2007
7) Griffith, et al: Thrice weekly clarithromycin-containing regimen for treatment of Mycobacterium kansasii lung disease: results of a preliminary study. CID **37**: 1178-1182, 2003

D. 肺非結核性抗酸菌症各論

2-2. 迅速発育菌

独立行政法人国立病院機構近畿中央胸部疾患センター呼吸器科　鈴木克洋

1 はじめに

　迅速発育菌は非結核性抗酸菌（NTM）のRunyon分類4群菌に属しており，名前のとおり約1週間の培養で大型のコロニー発育が認められる点が特徴である（図1）．代表的な菌種として，*M. abscessus*（アブセッサス），*M. fortuitum*（フォーチュイタム），*M. chelonae*（ケロネイ）がある．アブセッサスは肺NTM症の原因菌として，MAC，カンサシに次いで多く，当院のデータでは全NTMの約3％強を占めていた．韓国や台湾では，カンサシより頻度が高く，MACに次いで第2位の原因菌であるという．フォーチュタム症の頻度は全NTM症の1％弱であり，ケロネイほどではない

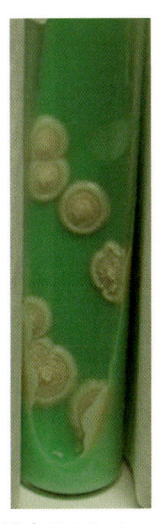

図1　小川培地上の*M. abscessus*の集落

が水周りから検出されることがあり，肺フォーチュイタム症の診断は慎重に行う必要がある．ケロネイは *M. gordonae*（ゴルドネ）とともに，水道水や風呂の水などから高率に検出されるため，喀痰から検出されても病的意義がないことが多く，いわゆる「コンタミ」の可能性が高い．喀痰から迅速発育菌が1回検出された症例の経過を追い，その後肺NTM症の診断基準を満たすか検討した当院のデータでは，アブセッサスは8割以上が，フォーチュイタムは約5割が後に診断基準を満たしたが，ケロネイで診断基準を満たしたのは1割以下であった．また当院外来患者20名から続けてケロネイが検出され，その後の調査で喀痰提出時にうがいに用いていた飲料水に同菌がコンタミしていた疑似アウトブレイク事例を我々は報告した[1]．本稿ではアブセッサス症とフォーチュイタム症についてのみ概説する．

2 診断・画像所見など

肺アブセッサス症は，中年以降の特に基礎疾患のない非喫煙女性に多く発症し，画像的にも結節・気管支拡張型肺MAC症と同様の所見を呈する（図2）．実際先に肺MAC症を発症し，治療中にアブセッサスを同時排菌し，後にアブセッサスに菌交代する例をしばしばみかける．後述するようにMAC以上に難治で予後が悪く，菌の毒力も強いためと考えられる．米国の報告では迅速発育菌によるNTM症の約80%を占めているという[2]．まれな基礎疾患として消化器疾患による慢性的な嘔吐，囊胞線維症，α1アンチトリプシン欠損があり，その場合比較的若年発症が多いというが，わが国でみかけることはほとんどない．肺MAC症と同じく，慢性的な咳，喀痰，発

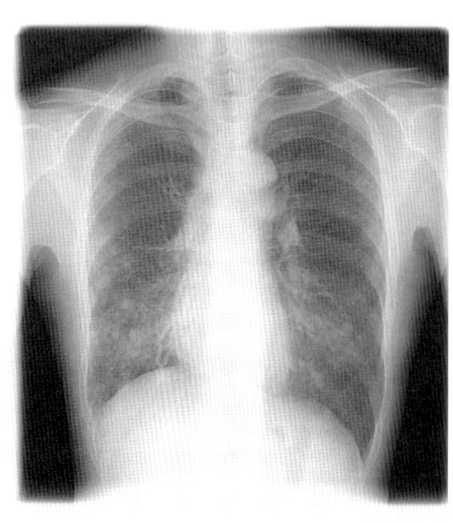

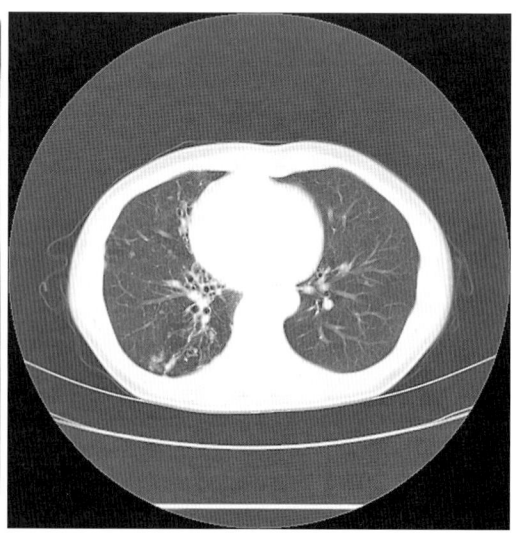

図2 50代女性非喫煙者肺アブセッサス症

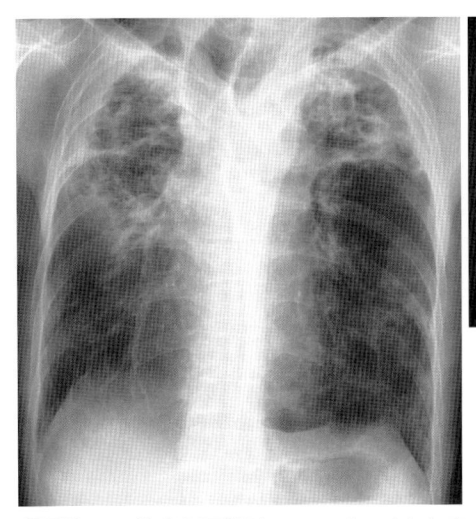

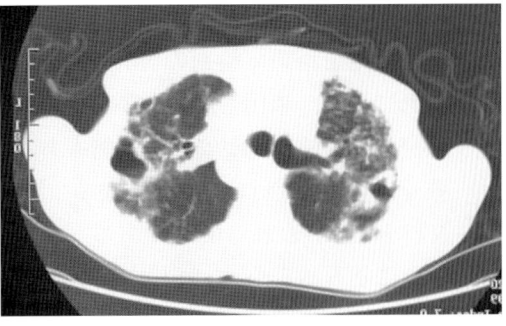

図3 50代喫煙男性肺フォーチュイタム症

熱,全身倦怠感,血痰・喀血などを訴える.ほとんど無症状で検診のX線で発見される例もある.他のNTM症と同じく,喀痰から抗酸菌が検出されそれがアブセッサスと同定されない限り診断できない.診断基準も同じなのでここでは繰り返さない.

肺フォーチュイタム症も,アブセッサス同様特に基礎疾患のない中高年以降の非喫煙女性に多いとの米国の報告がある[2,3].わが国では症例が少なくまとまった報告は乏しい.個人的には,アブセッサスと比べて喫煙男性例が多い印象をもっている.画像も結節気管支拡張型肺MAC症類似もあれば,ブラ肺に合併した肺カンサシ症類似のものまでさまざまである(図3).症状,診断基準,血液データなど他のNTM症と同じなので繰り返さない.最初に述べたとおり,水周りなどの環境から一定の頻度で検出されるので,肺フォーチュイタム症の診断には,培養菌の2回以上の同定と他疾患の除外が特に大切である.

3 治療・予後[2,3]

アブセッサスに有効な内服薬はCAMに限られている.一方注射剤では,アミカシン(AMK),セフォキシチン(CFX),イミペネム(IPM)などが有効である.しかしCFXは現在わが国では使用できないため,治療はCAMの内服とAMKとIPMの点滴で行うことになる.入院のうえこの治療を行うと多くの症例で症状と画像の改善が得られ,排菌停止することも少なくない.しかしこの治療を長期に行うことは現状の医療制度では難しく,本人の負担も大きいため,1〜2ヵ月で内服薬による外来治療に切り替えることとなる.その際CAM単剤では耐性菌になる危険性があるため,有効性は疑問視されているが,RFPとEBを追加することが多い.他に副作用

や高価である点が問題であるが，リネゾリド（LZD）の有効性も期待されている．液体培地を用いて薬剤のMICを検討することは臨床的に一定の有用性があると考えられており，米国CLSIから各種薬剤のブレークポイントが呈示されている[3]．内服治療で比較的病状が安定する例もあるが，多くの症例は徐々に再悪化し，再度入院治療を余儀なくされることになる．外来で治療しにくい，最も難治で予後が悪い肺NTM症といわれる所以である．米国の報告では5年で20％近くが死亡するといわれたこともあるが[2]，個人的な印象ではもう少し予後は良好と思われる．

フォーチュイタムには，ニューマクロライド，ニューキノロン，ドキシサイクリンやミノサイクリン，AMK，IPM，サルファ剤などが基本的にすべて有効である．しかしできるだけ，液体培地を用いてMICを測定し投与薬剤の有効性を確認しておく．アブセッサス同様CLSIから各薬剤のブレークポイントが呈示されている[3]．有効薬剤2剤以上を，排菌停止から1年以上投与すれば十分治癒を期待できる疾患である．CAM＋レボフロキサシン（LVFX）を投与することがわが国では一般的である．内服の有効薬が多いので，治療もしやすく比較的予後良好と考えられている．しかし上記治療でも排菌停止にいたらず，肺MAC症同様慢性化する例もある．

文献

1) 吉田志緒美，富田元久，鈴木克洋，他：病院内に設置された飲料水供給装置に起因するMycobacterium chelonaeによる疑似アウトブレイク．環境感染誌 24(2)：109-112，2009
2) GriffithDE, GirardWM, Wallace RJ Jr, et al: Clinical features of pulmonary disease caused by rapidly growing mycobacteria: an analysis of 154 patients. Am Rev Respir Dis 147: 1271-1278, 1993
3) American Thoracic Society: An official ATS/IDSA statement: Diagnosis, treatment, and prevention of nontuberculous mycobacterial diseases Am J Respir Crit Care Med 175: 367-416, 2007

D. 肺非結核性抗酸菌症各論

3. その他の非結核性抗酸菌および M. bovis, M. bovis BCG 株による感染症の病態と治療

独立行政法人国立病院機構南岡山医療センター呼吸器内科　多田敦彦

1 診断総論

　Mycobacterium (M.) avium complex (MAC), M. kansasii 以外の非結核性抗酸菌症 (NTM) の診断に関しては，日本結核病学会・日本呼吸器学会による肺非結核性抗酸菌症診断基準のうち細菌学的基準では，「稀な菌種や環境から高頻度に分離される菌種の場合は，検体種類を問わず2回以上の培養陽性と菌種同定検査を原則とし，専門家の見解を必要とする」と記されており，また，「菌種同定は，保険診療も考慮し2回とも同定検査施行を条件にはしないが，稀な菌種や環境から高頻度に分離される菌種の場合 (M. gordonae, M. chelonae など) は2回以上の菌種同定検査を必要とする」とされている[1]．しかし，臨床検体から1回でも検出されれば診断的価値の高い菌種 (M. szulgai) もある．

　ESAT-6/CFP-10 を有する抗酸菌は，結核菌の他，M. bovis (野生株), M. africanum, M. kansasii, M. marinum, M. szulgai, M. flavescens, M. gastri, M. leprae などであるが，QuantiFERON®-TB 2G での陽性率は，M. kansasii 症52% (17/33), M. marinum 症58% (7/12), M. szulgai 症33% (1/3) と報告されており[2]，結核における80〜90%に比較するとそれほど感度は高くない．

2 M. gordonae 感染症

　M. gordonae は環境に広く生息し，水，配管，蛇口などから容易に検出される．わが国での調査でも，家庭，病院内の水道水の10〜30%から M. gordonae が検出され，その多くは蛇口由来である．また，M. gordonae は臨床検査でも頻回に検出される抗

酸菌である．わが国でも培養感度の高い MGIT 培地の導入もあり *M. gordonae* の分離件数が増加しており，結核菌，MAC に次いで多く分離検出されている施設もある．しかし，そのほとんどは非病原性である．*M. gordonae* は抗酸菌の contanitation としては最も多い菌といえる．したがって，臨床検体から *M. gordonae* が検出された場合は contanitation を十分に考慮し診断基準に則り診断を進めていく必要がある．また，*M. gordonae* が複数回検出された場合でも，明らかな持続排菌と陰影の悪化は 10 例中 1 例と少なく，他は無治療にもかかわらず経過観察中に悪化を認めなかったという報告もあり治療適応の判断は難しい．

M. gordonae は AIDS やステロイド治療などの免疫不全患者における肺あるいは全身性播種性感染症の原因菌となる．健常者ではまれながら肺感染症の報告が散見される．画像所見は，空洞影，浸潤影，硬化像，小結節影，気管支拡張所見など多彩である．*M. gordonae* の薬剤感受性試験に関する報告は少ないが，ethambutol（EB），rifabutin（RFB），rifampicin（RFP），clarithromycin（CAM），linezolid，キノロン薬に感受性とされている．CAM 単剤，CAM＋sparfloxacin 治療が奏功した肺 *M. gordonae* 感染症の報告もある．

3 *M. szulgai* 感染症

M. szulgai が環境から検出されることは極めてまれであり，臨床検体から分離されればそのほとんどが病原性であると考えられる[3]．わが国では 1960〜2004 年の間に 18 例，それ以降も数例の報告があるのみのまれな菌種である．

M. szulgai 感染症は肺感染症が多く，中年男性，喫煙者，飲酒習慣，慢性閉塞性肺疾患（COPD）などの肺基礎疾患，肺結核・肺 NTM 症の既往を有するものに多いが，30 数％は肺に基礎疾患を有しない一次感染症である．画像は上葉の空洞病変が多く，薄壁空洞が多いといわれているが空洞壁が比較的厚い症例もある．ARDS 様の陰影の報告もある．肺外病変は，腱鞘，滑液嚢，骨髄，角膜，リンパ節，腎，皮膚などが報告されている．

M. szulgai 感染症の標準的治療は確立されていない．日本結核病学会では 1998 年に発表した治療に関する見解[4]では，*M. szulgai* 感染症と後述の *M. xenopi* 感染症に関しては「これらの菌種には RFP，ethionamide（TH），EB および streptomycin（SM），kanamycin（KM），enviomycin（EVM）に感受性を示すものが多く，RFP，EB に SM または TH を加えて治療すれば，菌陰性化を期待しうる」としている．その後，キノロン薬やニューマクロライド薬にも感受性があり，臨床的にも CAM または levofloxacin（LVFX）を併用することの有用性が報告されている．American Thoracic Society（ATS）は 3〜4 剤を培養陰性化後 12 ヵ月間継続する治療を推奨している[3]．

4 *M. xenopi* 感染症

　M. xenopi の最適発育温度は他の抗酸菌よりも高い 45℃ である．*M. xenopi* は環境中の水，土壌，貯水槽，シャワーヘッドなどから検出されるが，温水タンクからもしばしば検出され，それが検査上の contamination の原因になることがある．気管支内視鏡自動洗浄器の温水タンクで *M. xenopi* が増殖し集団感染騒動となった事例もある一方，臨床分離株と病院施設内の水からの分離菌との DNA 型が一致した院内感染事例も 2 事例報告されている．

　イギリスなどのヨーロッパの複数の地域やカナダでは，*M. xenopi* は NTM 肺感染症の起炎菌として MAC に次いで頻度が高い．クロアチアでは最も多い菌種である．日本ではまれな疾患である．しかし，近年普及してきている MGIT 培地の *M. xenopi* 培養感度は固形培地よりも高く今後は *M. xenopi* の分離頻度も増加すると思われる．

　M. xenopi 肺感染症は，中年男性に多く，一般的には COPD を基礎疾患とすることが多いが，わが国では肺結核後遺症も多い．通常は肺尖部の空洞病変を呈し，小型の病変であることが多い．リンパ節腫大や胸水はまれである．肺外病変もまれである．

　M. xenopi の多くはほとんどの first-line の抗結核薬に感受性であるが，RFP，EB，低濃度 isoniazid（INH）などへの耐性菌も報告されている．LVFX には感受性であると報告されている．British Thoracic Society（BTS）は RFP，EB の 2 年間投与を推奨している．CAM あるいはキノロン薬の標準的抗結核薬治療への追加は治療効果を高める可能性が指摘されている．ATS は CAM＋RFP＋EB の併用療法（重症例では初期に SM を追加）を基本的治療と位置づけ，喀痰培養陰性が 12 ヵ月間続いていることを確認するまでは継続することを推奨している[3]．しかし，喀痰の菌陰性化は速やかに得られるが，治療中であっても再発率は高い．化学療法無効で肺機能良好な場合は手術療法も選択される．今後の化学療法としては，INH＋RFP（あるいは RFB）＋EB＋CAM 併用療法（±治療初期の SM 追加），さらにキノロン薬（できれば moxifloxacin）を抗結核薬のうち 1 剤と交換する治療などが考えられている[3]．

5 *M. scrofulaceum* 感染症

　M. scrofulaceum は家庭の埃，土壌，水などから検出されるが，小児のリンパ節炎，播種性感染症，肺感染症，皮膚感染症の起炎菌になり得る．米国においては，1980 年代には抗酸菌分離株の 2〜3％ を占めていたが，その後，原因は不明であるが，*M. scrofulaceum* の検出数は減少している．また，*M. scrofulaceum* は NTM による小児リンパ節炎の起炎菌として最も多い菌であったが 1980 年代初めに MAC にとってかわられている．わが国では，1980 年代には全 NTM 症の 0.7％ 前後といわれていた．近年での頻度は不明であるが 2000 年以降も *M. scrofulaceum* 感染症の発生は少数例

認められている．検出数に関しては，MACやM. gordonaeがここ10年間著しい増加傾向を示す一方でM. scrofulaceumの増加はなく相対的に検出頻度は低下している．

肺M. scrofulaceum感染症では，粉塵職歴やCOPDなどの既存肺病変のあるものが多いが，1/3程度は一次感染症である．空洞を有する結核類似型が多い[5]．

治療に関しては，1998年の日本結核病学会の見解[4]では，「M. scrofulaceumには感性薬がほとんどないが，そのなかでも比較的有効と思われるKM，RFP，EBまたはRFP，TH，EVMの組合せを試みる．…さらに…CAMも組み合わせる」と記載されている．EB，RFB，CAMに感受性を認めた報告や，画像所見の経過からEB，RFP，CAMが有効と思われたとする報告もある．予後は比較的良好とする報告もあるが，呼吸器の基礎疾患を有する症例が多く予後はあまり良好でないとする報告もある[5]．

6　M. terrae complex（M. terrae, M. triviale, M. non-chromogenicum, M. hiderniae）感染症

M. terrae complex感染症の59%は腱鞘炎，26%が肺感染症である．腱鞘炎患者の半数は局所あるいは全身のステロイド治療を受けており，改善は半数にしか認められず他の半数は手術療法が必要である．治療に関しては，標準療法は確立していないが，1998年の日本結核病学会の見解[4]では，「M. nonchromogenicumにはEB，RFP，THに感受性を示すものがあり，これらを組合せて治療し，さらに…CAMも組み合わせる」としている．ciprofloxacin，sulfonamides，linezolidに感受性との報告もある[3]．

7　M. marinum感染症

M. marinumは淡水，海水，特に水槽などに広く分布している．手足の擦り傷から感染し，四肢の丘疹で始まり浅い潰瘍を形成し瘢痕化する「fish tank granuloma」を形成する．多くは単発である．薬剤感受性試験では，RFP，RFB，EB，CAM，sulfonamides，ST合剤に感受性，doxycycline，minocyclineに感受性あるいは中等度感受性，SMに中等度感受性，INH，pyrazinamide（PZA）に耐性である．感受性のある薬剤2剤（CAM＋RFP，CAM＋EB，RFP＋EBなど）を症状が寛解してからさらに2ヵ月，通常3～4ヵ月の治療が行われる．骨髄炎や深部病巣を伴う場合にはCAM＋EB＋RFPによる治療が行われる．

8 *M. ulcerans* 感染症(Buruli 潰瘍), *M. shinshuense* 感染症

　　Buruli 潰瘍は *M. ulcerans* 感染による壊死性皮膚潰瘍であり，アフリカ（特に西アフリカ），西太平洋地域，アジア，南アメリカの少なくとも 32 カ国で流行しており，結核，ハンセン病に次いで 3 番目に多い抗酸菌感染症とされている．しかし，先進国での知名度は低く「neglected disease（顧みられない病気，関心が払われず対策が遅れている病気）」，「neglected tropical disease」の一つである．

　　M. ulcerans は唯一の菌体外毒素産生菌である．真皮擦過傷や皮膚小外傷が汚染された水や土壌と接触することが菌の進入経路となる可能性が高いが，ベクターとして昆虫が関与する可能性も指摘されている[6]．Buruli 潰瘍は，無痛性の丘疹などで始まり，皮下組織の壊死を特徴とした慢性の痛みのない進行性の潰瘍を形成する．早期に外科的治療が施されないと重症の瘢痕を形成し機能障害を残すことになる．患者のほとんどは 15 歳以下の小児である．

　　化学療法は潰瘍の治療には無効であり，外科的切除と皮膚移植が通常行われる．

　　わが国では，*M. ulcerans* とは近縁の *M. shinshuense* による皮膚潰瘍が少数例報告されている．INH＋RFP＋EB が無効で皮膚潰瘍が拡大し外科的切除術と皮膚移植が行われた症例もあれば，CAM が奏功した症例も経験されている．

9 *M. bovis* 感染症

　　M. bovis の曝露は 49％ が殺菌されていない乳製品，37％ がウシとの接触とされている．イギリスにおいては，*M. bovis* 感染症は培養陽性結核の 1％ 以下の頻度での発症が認められている（1994～2004 年）が，65 歳以上の高齢者が多く，ほとんどはまだ乳製品があまり殺菌されていなかった時代に感染した潜在感染からの再活性化による発病と考えられている．*M. bovis* のヒト－ヒト感染はアルコール中毒者，HIV 感染者では起こり得ることが知られており，まれながら免疫正常者でのヒト－ヒト感染もある．また，集団感染事例も報告されている．*M. bovis* 感染症においては患者の半数が肺病変，半数が肺外病変である．イギリスでの臨床分離株の薬剤感受性は，80％ が PZA 単独耐性であるが，多剤耐性も 1％ に認められている[7]．

　　わが国では *M. bovis* 感染症は報告されておらず，その頻度は不明である．臨床分離結核菌群 200 株の解析では *M. bovis* は認められなかったと報告されている．

10 *M. bovis* BCG 株感染症

　　M. bovis BCG 株感染症の感染経路は，BCG 接種あるいは膀胱癌に対する BCG 膀

胱内注入によるものである．BCG 接種においては 4 億 7,850 万人中 66 例の全身播種性感染と 35 例の死亡が報告され，死亡例の大部分は AIDS，HIV 感染，重症複合免疫不全症（SCID），IFN-γ 受容体欠損の免疫不全であった．リンパ節炎，結核疹などの皮膚病変，骨髄炎なども生じる．また，動脈壁に肉芽腫を作り中膜の断裂を生じ動脈瘤を形成することがある．乳児で BCG 接種後に高熱，結核疹，冠動脈瘤を認めた例が報告されている．

薬剤感受性に関しては，Danish 株や Connaught 株は INH 耐性であるが，Tokyo 株に対する MIC は，INH 0.06-0.125 μg/mL，RFP 0.25-0.5 μg/mL，SM 0.25 μg/mL と良好な感受性であるが，EB の MIC は 2-4 μg/mL とやや感受性が低い．LVFX は感受性，PZA や CAM は耐性である．

文献

1) 日本結核病学会非定型抗酸菌症対策委員会：肺非結核性抗酸菌症診断に関する指針-2008 年．結核 83：525-526, 2008
2) Kobashi Y, Mouri K, Yagi S, et al: Clinical evaluation of the QuantiFERON-TB Gold test in patients with non-tuberculous mycobacterial disease. Int J Tuberc Lung Dis 13: 1422-1426, 2009
3) Griffith DE, Aksamit T, Brown-Elliott BA, et al: on behalf of the ATS Mycobacterial Diseases Subcommittee: An Official ATS/IDSA Statement: Diagnosis, Treatment, and Prevention of Nontuberculous Mycobacterial Diseases. Am J Respir Crit Care Med 175: 367-416, 2007
4) 日本結核病学会非結核性抗酸菌症対策委員会：非結核性抗酸菌症の治療に関する見解-1998 年．結核 73：599-605, 1998
5) 江森幹子, 加治木章, 池堂ゆかり, 他：*Mycobacterium scrofulaceum* 肺感染症の 15 例．結核 82：173-178, 2007
6) Demangel C, Stinear TP, Cole ST, et al: Buruli ulcer: reductive evolution enhances pathogenicity of *Mycobacterium ulcerans*. Nat Rev Microbiol 7: 50-60, 2009
7) Evans JT, Smith EG, Banerjee A, et al: Cluster of human tuberculosis caused by *Mycobacterium bovis*: evidence for person-to-person transmission in the UK. Lancet 369: 1270-1276, 2007

D. 肺非結核性抗酸菌症各論

4. 非結核性抗酸菌と薬剤感受性試験

独立行政法人国立病院機構南岡山医療センター呼吸器内科　河田典子

1 はじめに

　結核菌と異なり非結核性抗酸菌（NTM）における薬剤感受性試験については，未だその有用性が定まっておらず，有効な薬剤が少ないとされるNTM感染症の治療を一層困難なものにしている．特に最近増加傾向にある肺 *Mycobacterium avium intracellulare* complex（MAC）症では，リファンピシン（RFP），エタンブトール（EB）などの既存の抗結核薬が薬剤感受性試験と臨床効果との相関に乏しいため治療効果を予測できず，治療に難渋する例や再発例が多々みられることから，日常診療において有効な薬剤を選択するのに苦慮せざるを得ないのが現状である．本稿では，日頃遭遇することの多い *M. avium*，*M. intracellulare*，*M. kansasii* による感染症を中心に，NTMにおける薬剤感受性試験の意義，有用性について概説する．

2 MAC

　NTMの薬剤感受性試験法に関しては，標準的な方法を推奨するに十分なデータがなく，また菌群，菌種によって異なることもあり，7H系の寒天培地の使用，あるいは液体培地を用いた微量液体希釈法などの提案がなされてはいるが，国際的な統一見解はない．しかしながらMACについては液体希釈法が推奨される傾向にあり[1]，AIDS患者に対するクラリスロマイシン（CAM）を中心とした治療法のデータの蓄積から，MAC治療の中心的薬剤であるCAMの薬剤感受性試験の有用性に関してさまざまな知見が得られるようになった．

　CAMは唯一単剤でMACに対して有効性をもつ薬剤であるとされ[2]，肺MAC症の治療やAIDS患者に対する予防も含め単剤治療が行われていた経緯があり，その際

に得られたデータによりCAMの発育最小阻止濃度（MIC）が治療効果と関連することが裏付けられた[2,3]．治療前の段階で分離培養されたMACのMICはすべて4μg/mL以下であったのに対し，再発例，治療失敗例でのMICは32μg/mL以上となっており，これらの結果に基づいて米国臨床検査標準化協会（CLSI）はMACのCAM感受性をMIC4μg/mL以下，CAM耐性のブレイクポイントをMIC 32μg/mL以上とすることを推奨している[4]．

従来日本ではCAMの感受性検査は困難であったが，微量液体希釈法によるNTMのための薬剤感受性試験（BrothMIC NTM®）が開発され現在一般検査室でも測定が可能となっている．筆者らもBrothMIC NTM®を用いて2001〜2006年にかけて患者喀痰から分離培養された*M. avium* 107株，*M. intracellulare* 123株の薬剤感受性試験を行った（表）．CAMの治療歴の有無により分けて検討した結果，未治療菌株のMIC$_{90}$は*M. avium*で2μg/mL，*M. intracellulare*で0.25μg/mLといずれも試験薬剤の中で最も強い*in vitro*抗菌活性が認められ，MACの野生株はCAM感受性と考えられた[5]．それに対して既治療菌株では*M. avium*，*M. intracellulare*ともMIC$_{90}$は32μg/mLと高値を示し，CAMの使用により耐性菌株が出現することが認められた．

MAC症においては，上述したようにCAMに関しての薬剤感受性試験の有用性が確立されており，CAMの薬剤感受性のデータを治療法に反映させ，実際の臨床の場で活用するための提案がなされている．2007年に発表された米国胸部学会（ATS）と米国感染症学会（IDSA）のNTMの治療ガイドラインでは，MAC症の初回治療にあたりすべての菌株に対して薬剤感受性試験を行ってその基礎値を確認し，治療後の再発に際して新たな菌による感染か，耐性菌によるものかの判断を行うことが推奨されている．また既に治療を受けた菌株に対してはCAMの感受性がまだあるかどうかを確認するため感受性試験が必要であり，CAMを含んだ治療法での失敗例に対してもCAMの継続投与あるいは再投与を決めるにあたり，薬剤感受性の有無を検討しなければならないとされている[6]．

一方，CAM以外の薬剤の感受性試験に関しては議論が分かれている．そもそもMAC症の治療では，使用する薬剤単独では抗菌力が弱く，単剤治療が容易に耐性をもたらすことから多剤併用療法が必須となるため，単剤での薬剤効果判定が困難である．またNTMの治療ガイドラインでCAMとの併用が推奨されているRFP，EB，アミノグリコシド系薬剤（ストレプトマイシン：SM/カナマイシン：KM）との併用療法を行った例でも，これらの薬剤の感受性試験の結果と臨床効果との間に相関が認められたとする報告はなく，薬剤感受性試験の施行は推奨されていない[6]．自験例でもEBのMACに対するMIC値から*in vitro*抗菌活性は低く（表），EB単独使用での有効性は少ないと考えられた．しかしEBの作用発現機序として抗酸菌の細胞壁構成を阻害する働きがあり，脂肪親和性に富んだMACの細胞壁に対して，EBを併用することにより他の薬剤の透過性を増して相乗効果をもたらす可能性が示唆されている．実際にCAMとの併用において臨床効果が増すとの報告もあり，薬剤感受性試験

表 各種薬剤の *M. avium*, *M. Intracellulare* に対する抗菌活性（MIC$_{90}$）

	M. avium 未治療群 (n=75)	*M. avium* 既治療群 (n=32)	*M. Intracellulare* 未治療群 (n=83)	*M. Intracellulare* 既治療群 (n=40)
SM	32	32	4	8
EB	128	128	128	128
KM	32	64	8	8
INH	32	32	32	32
RFP	2	4	0.25	0.5
LVFX	4	8	2	4
CAM	2	32	0.25	32

MIC（μg/mL）

の結果からだけでは評価できない側面がある．RFPやアミノグリコシドに関しても同様で，単独での薬剤感受性の観点からではなく，CAMとの併用による相加相乗効果を期待して使用されるべきであろう．

このようにMACでは抗結核薬の薬剤感受性試験の役割について現時点では否定的であり，CAM耐性となった例に対していかなる薬剤を用いて治療を行うかは臨床家にとって悩ましい問題である．最近は既存の抗結核薬以外に，レボフロキサシン（LVFX），モキシフロキサシン（MFLX）などのニューキノロン剤がMAC症の治療に用いられ，これらの薬剤の感受性のデータと臨床効果の相関が検討されつつあるが，確立されたものはなく今後の課題である．

3 *M. kansasii*

MACと異なり *M. kansasii* ではRFPに関してのみ薬剤感受性試験の有用性が確立されている．基本的に *M. kansasii* の野生株はRFP感受性であるため，未治療株に対して一律にRFPの感受性試験を施行する必要性はそれほど高くないと考えられるが，治療中に耐性を獲得することが確認されており，治療歴がはっきりしない場合も考慮して初回分離株はすべて感受性試験を施行することが推奨される[4]．*M. kansasii* 症の標準治療で用いられるその他の薬剤であるイソニアジド（INH），EBに関しては，感受性検査の有用性は不明である．*M. kansasii* 症の治療失敗例の最大の原因はRFPの耐性化にあるとされることから，結核菌に対する標準的な方法である小川培地を使用した比率法を用いて感受性の判定を行い，治療前にRFPに対する感受性を確認しておくことが望ましい．治療失敗例，難治例，再発例では，治療中の耐性化を念頭に置いて再度感受性検査を施行し，RFPの感受性を確認する必要がある．RFPに対する耐性が認められた場合には，リファブチン（RBT），EB，INH，CAM，SM，ニューキノロンなどの薬剤の感受性試験を実施し，治療薬剤の選択を行う．

4 迅速発育菌

迅速発育菌の中でも臨床的に問題となるのは，*M. fortuitum*，*M. abscessus*，*M. chelonae* の 3 菌種であり，肺感染症や皮膚感染症を起こすことが知られているが，他の NTM と違って既存の抗結核薬は使用されず，トブラマイシン，アミカシンなどのアミノグリコシド系薬剤やイミペネム，CAM，ニューキノロン剤などが臨床的に有効とされている．これらの菌に対する薬剤感受性試験に関して，米国臨床検査標準化協会（CLSI）は液体培地を用いた方法を推奨しており，*in vitro* での抗菌活性と臨床効果との間に相関が認められ，一定の有用性があることが示されている[4]．

5 おわりに

以上述べたように，NTM の薬剤感受性試験の有用性については菌種や薬剤によって差があるうえ，感受性検査の結果もかなり制限された範囲内での解釈とならざるを得ず，実際に臨床の場でどのように利用していくかは難しい問題である．現在のところ，MAC 症での CAM に対する薬剤感受性試験に関しては，治療歴の有無を問わず MIC 値を測定し，耐性の判定だけでなく，経時的な耐性化の監視を行うことに意義があると考えられる．また，*M. kansasii* 感染症でも，RFP が治療の成功の鍵を握ることから，RFP に対する薬剤感受性の確認は必要であり，その他の薬剤については治療経過をみながら必要に応じて薬剤感受性試験を実施すべきであろう．

いずれにしても，今後 NTM の薬剤感受性試験の日常的な臨床応用に向け，排菌量の変化や画像の改善度などの指標をもとに臨床データを蓄積し，使用薬剤の *in vitro* 抗菌活性と臨床効果との相関についてさらなる検討が望まれる．

文献

1) Heifets L: Susceptibility testing of *Mycobacterium avium* complex isolates. Antimicrob Agents Chemother **40**: 1759-1767, 1996
2) Wallace RJ, Brown BA, Griffith DE, et al: Initial clarithromycin monotherapy for *Mycobacterium avium-intracellulare* complex lung disease. Am J Resp Crit Care Med **149**: 1335-1134, 1994
3) Dautzenberg B, Truffot C, Legris S, et al: Activity of clarithromycin against *Mycobacterium avium* complex infection in AIDS patient: a controlled clinical trial. Am Rev Respir Dis **144**: 564-569, 1991
4) National Committee for Clinical Laboratory Standards: Susceptibility testing of mycobacteria nocardiae, and other aerobic actinomycetes. Approved Standard.Wayn, PA: NCCLS, 2003. Document No. M24-A
5) 河田典子，河原 伸，多田敦彦，他：BrothMIC NTM を用いた非結核性抗酸菌の薬剤感受性についての検討．結核 **81**：329-335, 2006
6) American Thoracic Society: An official ATS/IDSA statement: Diagnosis, treatment and prevention of nontuberculous mycobacterial diseases. Am J Respir Crit Care Med **175**: 367-416, 2007

E. 肺非結核性抗酸菌症の最新の話題

1. リファブチン

独立行政法人国立病院機構千葉東病院呼吸器科　佐々木結花

難治性感染症である抗酸菌症治療薬として，2008年10月にわが国において保険収載されたリファブチン（rifabutin：RBT）について述べる．

1 リファマイシン系抗酸菌治療薬

海外ではリファマイシン系抗酸菌治療薬は，Rifanpin（RFP），Rifabutin，Rifapentineの3者が用いられている．このリファブチンは，Farmitalia Carlo Erba社により，Spiropiperidyl rifamycinとしてイタリアで開発され，米国で1992年承認，以降欧米各国で承認され使用されてきた．

2 適応および投与量

適応菌種は本剤に感性のMycobacterium属で，適応症は，結核症，Mycobacterium avium complex（MAC）を含む非結核性抗酸菌症，HIV感染患者における播種性MAC症の発症抑制である．投与量については，成人の場合，RBTとして一日一回経口投与を前提にし，結核症は150～300 mg，多剤耐性結核は300～450 mg，MACを含む非結核性抗酸菌症300 mg，HIV感染患者における播種性MAC症の発症抑制300 mgとなる．

3 投与上の注意および重篤な副作用

　腎機能低下者への投与では，クレアチニンクリアランスの低下とともに，AUC，Cmax が上昇するため，腎機能障害の程度で投与量を減じる必要がある．肝機能障害者への投与では AUC, Cmax に明確な差は認められなかったとされるが，肝硬変にいたった症例については RFP と同様に，投与量を減じる必要があると考えられる．
　高齢者への投与は，一般に生理機能が低下しているので慎重に投与する必要がある．妊婦あるいは妊娠している可能性のある婦人に対しては治療上の有益性が危険を上回ると判断する場合のみ投与する．授乳婦では，ヒト母乳中の移行は不明であるため授乳を避ける必要がある．小児等への投与については，使用経験がなく安全性は確立していない．
　副作用の重要な注意として，骨髄抑制による白血球・血小板減少，ぶどう膜炎，肝機能障害について注意を要する．

4 RBT の薬物動態

　薬物動態では，健康成人に対して単回投与で血漿中 RBT 濃度は 3 時間程度で平均最高血清中濃度（Cmax）にいたり，血清中からの消失半減期（$t_{1/2}$）は平均で 17～20 時間程度であった．RBT は，RFP と比較し，Cmax は低く，$t_{1/2}$ は長時間で，AUC は低値である．

5 非結核性抗酸菌症における RBT の投与

a）RFP 投与が副作用によって不可能である場合 RBT に変更可能であるか

　RFP にて副作用が生じた場合に RBT への変更では禁忌であり，他のリファマイシン系薬剤に対し過敏性の既往歴のある患者には投与しないとされている．また，日本結核病学会も RBT を第一選択としないと明示している[1]．

b）RFP と相互作用のある薬剤使用例への RBT 投与は可能であるか

　RBT は，CYP3A 等の肝薬物代謝酵素を誘導する作用がある．併用禁忌薬として抗真菌薬のボリコナゾールがあげられるが，ボリコナゾールは CYP3A4 を阻害するため，RBT 血中濃度を上昇させ，同時にボリコナゾールの代謝が促進され血中濃度が低下する．抗真菌薬のイトラコナゾール，フルコナゾールは併用注意であり，RBT 作用が増強し，抗真菌薬の代謝が促進される．
　HIV 感染を合併した非結核性抗酸菌症患者の治療において，抗 HIV 作用を減弱する併用薬は病状の悪化，HIV の耐性を招くこともあり避けねばならない．リトナビ

ル，ネルフィナビルなどのプロテアーゼ阻害薬は逆にチトクローム P450 を阻害する作用があり，RBT の血中濃度を上昇させるため，RBT を減量し 150 mg 投与となる．プロテアーゼ阻害薬と RBT の併用は治療的に有用であると報告されており，RBT の選択意義がある．また，非結核性抗酸菌症患者においてシクロスポリン，副腎皮質ステロイド，プログラフなどの免疫抑制薬投与が行われている症例も，リファマイシン系薬剤によって血中濃度が低下する．臓器移植者においては拒否反応が生じることもあり，今後 RBT 投与へ変更すべき症例も生じると考えられる．

c) 非結核性抗酸菌症治療における RBT 投与について

　米国呼吸器学会が示したガイドライン[1]では，MAC 症の治療方針について，結核類似病変には，RFP ないし RBT に EB，CAM を併用し，必要があったらアミノグリコシド剤を併用するとした．また nodular/bronchiectasis を示す症例では EB＋CAM に RFP ないし RBT を必要があれば追加するとした．

　日本結核病学会非結核性抗酸菌症対策委員会は，CAM，RBT が本疾患での保険収載可能となったことから，「肺非結核性抗酸菌症化学療法に関する見解-2008 暫定」[2]において，RBT については，MAC に対する抗菌力は RFP よりやや強力であるものの，RFP が投与できないときまたは RFP の効果が不十分なときに投与を行うことを原則とした．この理由として，RBT は CAM と併用した場合，血中濃度が約 1.5 倍以上に上昇するため，ぶどう膜炎などの副作用の頻度も高くなることがあるためである[3]．CAM 自体は消化器症状が主たる副作用であるが，高齢者や低体重者ではその頻度が高く，CAM の減量が必要になる場合もあり，副作用のモニタリングを綿密に行う必要が生じる．そのため，CAM 併用時の RBT 初期投与量は 150 mg/日とし，6 ヵ月以上の経過で副作用がない場合は 300 mg/日まで増量してもよいとした．また EB 併用となるため，特に視力障害に関して注意が必要とされた．

6 RBT 投与の今後

　近年，わが国では，肺 MAC 症患者が増加している．治療薬剤に選択肢が増すことは患者に朗報であるが，一方，わが国では未だ肺 MAC 症に対して RBT 投与成績の蓄積がなされておらず，副作用や相互作用の点から慎重に用いる必要があるため，投与を考慮する際には専門医へのコンサルトが必須である．

文献

1) Griffith DE, Aksamit T, Brown-Elliott BA, et al: on behalf of the ATS Mycobacterial Diseases Subcommittee: An Official ATS/IDSA Statement: Diagnosis, Treatment, and Prevention of Nontuberculous Mycobacterial Diseases. Am J Respir Crit Care Med **175**: 367-416, 2007

2) 日本結核病学会非結核性抗酸菌症対策委員会，日本呼吸器学会感染症・結核学術部会：肺非結核性抗酸

菌症化学療法に関する見解—2008 暫定. 結核 83：731-734, 2008
3) Benson CA, Williams PL, Cohn DL, et al: Clarithromaycin or rifabutin alone or combination for primary prophylaxis of Mycobacterium avium complex disease in patients with AIDS: A randomized, double-blind, placebo-controlled trial. The AIDS Clinical Trials group 196/terry Beirin community Programs for Clinical research on AIDS 009 Protocol Team. J Infect Dis **181**: 1289-1297, 2000

E. 肺非結核性抗酸菌症の最新の話題

2. 非結核性抗酸菌症と HIV 感染症

独立行政法人国立病院機構東京病院呼吸器科　永井英明

1 はじめに

　HIV 感染者から分離された非結核性抗酸菌は表に示すように多数報告されているが，*M. avium* complex（MAC）が圧倒的に多い．従来，MAC に次いで多い分離菌は *M. kansasii* といわれていたが，*M. xenopi* が *M. kansasii* よりも多い国もある．これらによる非結核性抗酸菌症が HIV 非感染者におけるものと異なる点は，全身播種型が多い，複数菌の同時感染を呈することがあるなどである．
　ここでは，分離頻度が高く起炎性の明らかな MAC，*M. kansasii* を中心に述べる．

2 *M. avium* complex（MAC）

　MAC は環境に広く存在する病原体であるが，環境曝露や環境に関わる行為が MAC の感染リスクを高めるという報告はない．
　HIV 感染症に合併する非結核性抗酸菌症の中で，64.0〜96.1% を占め，最も多い起炎菌である．MAC のうち HIV 感染症に合併するのは 95% 以上が *M. avium* である．
　MAC は HIV 感染症の病初期から合併してくる結核と異なり，病期が進行し免疫能が低下（CD4 陽性細胞数 50/µL 以下）すると高頻度に合併する．効果的な抗 HIV 療

表　HIV 感染者から分離された非結核性抗酸菌（報告例）

| *Mycobacterium avium* complex, *M. kansasii*, *M. xenopi*, *M. fortuitum*, *M. chelonae*, *M. abscessus*, *M. terrae*, *M. flavescens*, *M. szulgai*, *M. scrofulaceum*, *M. marinum*, *M. malmoense*, *M. haemophilum*, *M. simiae*, *M. gordonae*, *M. genavense*, *M. celatum*, *M. ulcerans*, *M. lentiflavum*, *M. triplex* |

法や予防的な治療を受けていない AIDS 患者の 20〜40% に合併するといわれている．

しかしながら，強力な抗 HIV 療法（highly active antiretroviral therapy：HAART）が行われるようになってから HIV 感染症の予後は著明に改善し，HAART は HIV 感染症における MAC 症の合併リスクを減少させたという報告[1,2]もみられるようになった．

HIV 感染症に合併する MAC 症は，呼吸器に限局した病像を呈することは少なく，ほとんどが播種型である．したがって，診断は喀痰培養ではなく，血液培養である．

MAC は結核のように内因性の再燃により発病するのではなく，外来性の感染により発病するといわれている．感染経路は消化管・呼吸器といわれているが，MAC 感染者との同居や接触での感染リスクは認められず，ヒト−ヒト感染は考慮しなくてよい．

CD4 数が 50/μL 未満になると MAC 感染症を合併するリスクが高くなる．その他の危険因子としては HIV-RNA が 100,000 コピー/mL 以上，日和見感染症の既往，呼吸器や消化管への MAC の colonization の既往などがあげられる．

3 症状・検査所見

HAART を行っていない場合は全身性播種性 MAC 症となり，その症状としては発熱，盗汗，倦怠感，体重減少，慢性下痢，腹痛，慢性吸収不良などがみられる．HAART を行い治療に反応している場合は，頸部あるいは腹腔内リンパ節炎，肺炎，心膜炎，骨髄炎，皮膚軟部組織膿瘍，陰部潰瘍，中枢神経感染症などの局所感染症を起こし，それぞれの症状が出現する．

検査所見では，播種性 MAC 症では貧血，ALP 高値などが認められる．肝腫大，脾腫大，リンパ節腫大（頸部，腹腔内）などが認められることがある．

免疫再構築症候群（Immune Reconstitution Inflammatory Syndrome：IRIS）は HAART を開始した後に，細胞性免疫能が回復し，AIDS 合併疾患が増悪する病態をさすが，MAC 症でもみられる．MAC 症の IRIS では，当初，発熱を伴う局所のリンパ節炎としてとらえられていたが，その後活動性の MAC 症と鑑別が難しい全身性炎症反応ととらえられるようになった．結核にみられる IRIS と似ている．菌血症はみられない．IRIS は，免疫機能が著しく低下して MAC 症を発症している例や潜在的に MAC に感染している例において，HAART により CD4 数が急速に増加し 100 を超えた場合に認められている．

4 診断

播種性 MAC 症の診断は，臨床症状に加え，本来無菌的な組織や体液（血液，骨

髄，リンパ節）から MAC を検出することにより行われる．CD4 数が 50/μL 以下で，原因不明の発熱が続く場合は，血液培養を頻回に行うべきである．血液培養では，抗凝固薬入りの採血管で採血し，ただちに滅菌蒸留水を加えて 10 倍希釈とし，溶血させる必要がある．この検体を遠沈し，沈渣を検査する．血液培養の診断率は高く，1 回では 91%，2 回では 98% の診断率といわれている．また遺伝子検査を用いた診断も有用である．

5 治療と予防[3,4]

a）治療

AIDS に合併した全身播種性 MAC 症の治療は，clarithromycin（CAM）あるいは azithromycin（AZM）に EB を加えた治療が基本である．CAM のほうが AZM よりも血中からの MAC の消失が速いので CAM を優先する．CAM が薬剤相互作用や副作用で使えないときは AZM を用いる．MAC の CAM に対する感受性試験は行うべきである．

Ethambutol（EB）は第 2 選択薬として重要である．3 剤目として rifabutin（RBT）を加えることがあるが，生存率も上がり MAC の耐性菌の出現率も低下するという報告があるからである．ただし，これは HAART が出現する前のデータであり，CD4 数が 50 未満と免疫機能の低下が著しい症例や，MAC の菌量が多い症例，HAART を行えない症例では，3 剤から 4 剤の MAC 治療薬が必要となる．

播種性 MAC 症の診断がついた場合は，HAART を始めていなければ，MAC 症の治療を 2 週間行ってから，HAART を開始すべきである．薬剤相互作用や副作用や免疫再構築症候群のリスクを避けるためである．既に HAART を行っている患者に播種性 MAC 症を合併した場合は，HAART はそのまま継続する．もし，免疫再構築症候群を合併し症状の強い場合はまず非ステロイド系抗炎症薬を投与し，それでも治まらない場合は prednisolone 20〜40 mg/日を 4〜8 週間投与する．

> 1) 推奨：CAM 500 mg×2/日 + EB 15 mg/kg/日 ± RBT 300 mg/日
>   （CAM 400 mg×2/日でもよい）
> 2) 代替：AZM 500 mg/日 + EB 15 mg/kg/日 ± RBT 300〜450 mg/日
>   （aminoglycoside，fluoroquinolone の追加併用可）

HAART により免疫機能が回復しなければ治療を継続する．全身播種性 MAC 症の治療が 12 ヵ月以上行われ，MAC 症の症状が消失している場合は，CD4 数が 100/μL 以上の期間が 6 ヵ月以上あれば，治療を中止してよい．その後，再び CD4 数が 100/μL 未満に低下した場合は，予防投与（下記）を開始する（二次予防）．

RBT や RFP は，CAM の血中濃度を 50% 以上低下させるといわれているが，こ

のことがMACの治療にどのような影響を与えているか明確ではない．

b) 予防

AIDS患者においては全身播種性MAC症を予防するために，CD4数が50 cells/μL未満になった時点で，AZMあるいはCAMの予防投与を開始する（一次予防）．HAARTによりCD4数が100/μLを超えた期間が3ヵ月以上維持されれば，この一次予防を中止してよい．CD4数が再び50/μL未満に低下した場合は，予防投薬を再開する．

> 1) 推奨：AZM 1,200 mg/週
> 2) 代替：CAM 500 mg×2/日あるいはrifabutin 300 mg/日
>   （CAM400 mg×2/日でもよい）

CAM毎日投与はAZM週1回投与よりも耐性化しやすい．予防投与開始前に，MAC症を合併していないか確認する必要がある．rifabutinを投与する場合は活動性結核の合併も否定する必要がある．rifamycin耐性結核を作る可能性があるからである．

AZMの600 mg錠はAIDSに伴う播種性MAC症の発症抑制および治療に適応があり，RBTは2008年にわが国でも発売となった．

c) 薬剤の副反応と相互作用

CAMとAZMの副反応は嘔気，嘔吐，腹痛，味覚異常，肝機能障害，過敏反応などである．CAMを1 g/日以上投与した場合は死亡率がむしろ上昇するので投与すべきではない．RBTを450 mg/日以上用いると，CAMのようなcythchrome P450（CYP450）isoenzyme 3A4を抑制する薬剤と併用した場合，副反応が起こりやすくなり，ブドウ膜炎，関節痛などのリスクが高まる．

RBTは抗HIV薬であるプロテアーゼ阻害薬や非核酸系逆転写酵素阻害薬と併用する場合は，薬剤相互作用があるので注意が必要である．プロテアーゼ阻害薬はCAMの血中濃度を上げる可能性があるが，現時点で両薬剤の投与量を調整すべきであるというデータはない．

efavirenzはCAMの代謝を誘導し，CAMの血中濃度を低下させるが，CAMの14-OH代謝産物（活性型）を増加させる．この臨床的な意味合いははっきりしないが，efavirenzの投与中にCAMをMACの予防に用いた場合，CAMの効果は減弱するかもしれない．

AZMの代謝はCYP450システムに影響を受けないので，プロテアーゼ阻害薬や逆転写酵素阻害薬との併用は問題ない．

d) 治療失敗例

4〜8週間の治療にもかかわらず，臨床症状が改善せず，MAC菌血症が消失しない場合は，治療失敗と考えてよい．CAMやAZMに対する感受性試験を行うべきである．治療薬を変える場合は，以前に使ったことがない薬剤を選ぶべきである．感受性

試験は macrolide 以外は臨床効果との相関ははっきりしないが，これを参考にして薬剤を選択してもよい．薬剤としては，EB，RBT，amikacin，fluoroquinolones（moxifloxacin，ciprofloxaxin，levofoxacin）などから選択する．HAART を開始し，免疫機能の改善をはかることも重要な対策である．

6 *M. kansasii*

　米国の従来より *M. kansasii* 症が多い地域では，播種性の *M. kansasii* 症は AIDS 患者の 0.44% に合併するといわれている．*M. kansasii* は AIDS 患者に合併する非結核性抗酸菌症の起炎菌の中では，10% 以下（2.9%，6.6%）の頻度であるが，MAC に次いで 2 番目に多い．

　HIV 感染症に合併した場合の病型としては，播種型と肺限局型の 2 つある．播種型は肺やリンパ節以外の臓器，血液，骨髄から *M. kansasii* を検出した場合をいう．肺限局型は呼吸器症状，胸部 X 線写真の異常を認め，肺から *M. kansasii* を検出し，他臓器に病変がない場合をいう．HIV 感染症に合併した MAC 症はほとんどが播種型であるが，HIV 感染症合併 *M. kansasii* 症では播種型の頻度は 26.3～39.3% と約 1/4～1/3 にすぎない．

　M. kansasii 症を合併した時点での平均 CD4 数は 12 から 66/μL と 100/μL 以下の報告が多い．播種型のほうが肺限局型に比べ CD4 数が少ないといわれている（それぞれ 28/μL，75/μL）．このように *M. kansasii* 症は HIV 感染症の進行した状態で合併するので，他の日和見感染症を同時に合併していることがある．Witzig らによれば，HIV 感染症に合併した *M. kansasii* 症 49 例中 13 例において MAC を同時に検出したという．

　症状は発熱，咳嗽，喀痰，体重減少，息切れ，盗汗などで特異的なものはない．

　胸部 X 線写真では，浸潤影（図），間質影が多く，空洞影は少ない．他に，結節影，肺門リンパ節腫脹腫大，胸水などをみとめる場合がある．

　治療[3] は isoniazid（INH）5 mg/kg/日（最大 300 mg/日），RFP 10 mg/kg/日（最大 600 mg/日），EB 15 mg/kg/日の 3 剤治療であり，12 カ月間の培養菌陰性化を確認できた時点で終了とする．

　予後は非 HIV 感染者では，一般に良好であるが，HIV 感染者では予後不良という報告が多い．肺限局型と播種型の平均生存期間はそれぞれ 15.1 ヵ月，8.1 ヵ月とやはり播種型の予後が不良である．ただし，これは HAART が行われていない時代のデータであり，HAART が順調に行われれば予後は期待できる．

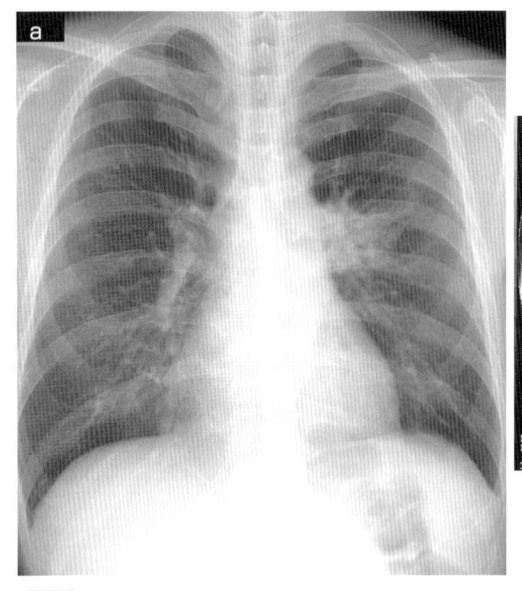

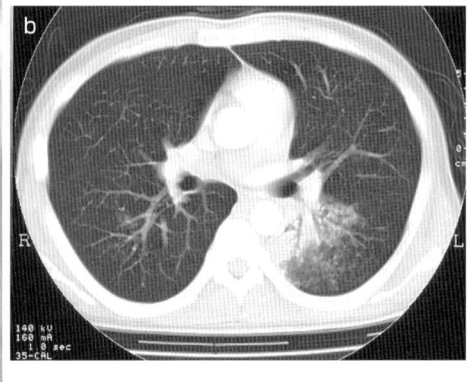

図 HIV 感染症に合併した *M. kansasii* 症

20 歳代の男性．下痢とやせで HIV 陽性と判明．咳嗽が出現し，喀痰検査で G6 号の抗酸菌をみとめた．CD4 数 12/μL，HIV-RNA 3.4×10^{4}copies/mL．胸部単純 X 線写真（a）では，左肺門部に浸潤影をみとめ，胸部単純 CT（b）では左 S6 に air bronchogram を伴う浸潤影をみとめ，内部に小空洞，末梢に散布性粒状影をみとめる．喀痰より *M. kansasii* を検出し，isoniazid，rifampicin，ethambutol の 3 剤投与で順調に治癒．

7 その他の非結核性抗酸菌[3,5]

　M. xenopi は米国ではまれであるが，カナダや英国では MAC に次いで多い分離菌であり，*M. kansasii* よりも多い．同時に他の日和見感染症を合併していることが多く，その起炎性は明らかではなく，colonization という説もある．また，この菌がしばしば分離される地域では温水の蛇口から分離されるので，contamination にも注意すべきである．この菌は，慢性肺疾患をもった患者や，悪性腫瘍，アルコール多飲者，糖尿病，HIV 感染症の患者などに気道感染症をひき起こす．肺外病変や播種型は AIDS や他の免疫不全症にみられる．

　適切な化学療法は確立していない．治療効果と感受性試験は必ずしも一致しない．多剤併用療法を数カ月から 18 カ月まで続ける．治療薬は INH，RFP，EB，streptomycin（SM），CAM，RBT，AZM，levofloxacin などである．

　M. genavense は 1990 年に HIV 感染者に合併した感染症の起炎菌として初めて報告された比較的新しい菌である．固型培地に生えにくい菌である．ヒトではほとんどが AIDS 患者から分離されている．その場合，発熱，体重減少，下痢，腹痛などの症状を呈し，肝脾腫，貧血を認める．全身播種型を呈することが多く，*M. genavense* は，血液，骨髄，肝臓，脾臓などから分離される．AIDS 以外の免疫機能低下状態でも発症例の報告はあるが，極めて少ない．ほとんどの *M. genavense* は，amikacin，rifamycins，fluoroquinolones，SM，macrolides に感受性がある．EB の抗菌力はやや

落ちる．最適な治療法は確立していないが，CAM を含んだ多剤治療が CAM を含まない治療よりも成績が良い．

M. celatum は 1993 年に CDC から報告されている．

主に AIDS 患者に肺炎などの感染症をひき起こす．まれに免疫機能が正常でも致命的な感染症をひき起こすことがある．

この菌は SM と ciprofloxacin の 10 μg/mL にのみ感受性を示し，INH，RFP，EB，pyrazinamide，ethionamide，capreomycin（CPM）に耐性であったという．24 分離菌中 20 分離菌が RBT 耐性であったという．しかし，他の報告では amikacin，SM，CPM，EB，INH，RBT，ciprofloxacin，sparfloxacin，ofloxacin に感受性を認めたという報告もある．CAM，AZM にも感受性を示したという報告もある．このように感受性が一定でないのは，感受性試験の標準化がなされていないからである．しかしながら一般に SM，fluoroquinolones 系薬，macrolides 系薬，RBT は有効であるが，RFP は効果がないと考えられている．治療期間は少なくとも 12 カ月は必要で，それは 9 カ月間の治療で再発した症例があるからだ．

M. gordonae は土壌，水，殺菌していないミルクなどから検出される．起炎性は低いが，HIV 感染症ではまれに呼吸器感染症の起炎菌となることがあり，菌血症を呈することもある．CD4 数が 100/μL 以下の免疫能が著しく低下した時期に起こるので，同時に他の呼吸器感染症を合併していることがあり，起炎性の判断は慎重にするべきである．治療は RFP，EB を中心とした多剤併用療法である．

※なお HIV 医療の分野は進歩が急速であり，上記についてもインターネット等で常に新しい情報に更新していただきたい．

文献

1) Girardi E, Palmieri F, Cingolani A, et al: Changing clinical presentation and survival in HIV-associated tuberculosis after highly active antiretroviral therapy. J Acquir Immune Defic Syndr **26**: 326-331, 2001
2) Kirk O, Gatell JM, Mocroft A, et al: Infections with *Mycobacterium tuberculosis* and *Mycobacterium avium* among HIV-infected patients after the introduction of highly active antiretroviral therapy. Am J Respir Crit Care Med **162**: 865-872, 2000
3) Griffith DE, Aksamit T, Brown-Elliott BA, et al: An official ATS/IDSA statement: diagnosis, treatment, and prevention of nontuberculous mycobacterial diseases. Am J Respir Crit Care Med **175**: 367-416, 2007
4) Kaplan JE, Benson C, Holmes KH, et al: Guidelines for prevention and treatment of opportunistic infections in HIV-Infected adults and adolescents: recommendations from CDC, the National Institutes of Health, and the HIV Medicine Association of the Infectious Diseases Society of America MMWR **58**（RR-4）: 1-207, 2009
5) Jones D, Havlir DV: Nontuberculous mycobacteria in the HIV infected patient. Clin Chest Med **23**: 665-674, 2002

E. 肺非結核性抗酸菌症の最新の話題

3. Mycobacterium avium complex の遺伝子研究とその進展

名古屋大学医学部附属病院薬剤部　市川和哉
独立行政法人国立病院機構東名古屋病院臨床研究部　小川賢二

1 はじめに

　肺MAC症を克服するためには，宿主因子のみならず菌側因子の研究も重要であると考えられる．未だ決定的な治療法が存在しない肺MAC症において菌遺伝子研究を進展させることは新しい治療法の開発にもつながると期待されている．本稿では近年の研究成果から急速な進歩を遂げたMAC菌の遺伝子解析についての解説を行う．

2 Mycobacterium avium complex の分類

　Mycobacterium avium complex は M. avium と M. intracellulare の2菌種に分類され，さらに M. avium は4つの亜種に分類される．鳥類から分離される M. avium subsp. avium, M. avium subsp. silvaticum, 牛，山羊などの反芻動物に，慢性の頑固な間欠性の下痢，乳量の低下，削痩等をひき起こすヨーネ病の原因である M. avium subsp. paratuberculosis, 環境中，ブタから分離される M. avium subsp. 'hominissuis' の4つの亜種に分けられる（表1）．特にヒトにおいては M. avium subsp.

表1　M. avium の亜種の特徴

	感染宿主	IS901	IS900	IS1245
M. avium subsp. avium	トリ	+	−	+
M. avium subsp. silvaticum	トリ	+	−	+
M. avium subsp. paratuberculosis	ウシ	−	+	−
M. avium subsp. hominissuis	ヒト，ブタ	−	−	+

表2 hsp65 シークエンス解析

| | Strain | hsp65 code | \multicolumn{14}{c|}{Nucleotide at indicated base pair position (hsp65)} |
			645	861	928	1092	1128	1136	1218	1269	1272	1350	1435	1468	1488	1536
ヒト・ブタ	Mah	code1	C	G	C	G	C	C	A	G	C	G	A	G	G	A
	Mah	code2	C	G	C	G	C	C	G	G	C	G	A	G	G	G
	Mah	code3	C	G	C	G	G	C	G	C	G	G	A	G	G	G
鳥	Maa	code4	T	G	C	G	G	C	G	C	G	G	A	G	G	G
ウシ	Map	code5	C	T	C	G	G	C	G	C	G	G	G	A	C	G
	Map	code6	C	T	C	G	G	C	G	T	G	G	A	A	C	G
ヒト・ブタ	Mah	code7	C	G	C	A	G	C	A	C	G	A	A	G	G	G
	Mah	code8	C	G	C	G	C	T	G	G	C	G	A	G	G	G
	Mah	code9	C	G	C	G	C	C	A	G	C	G	A	G	G	G
	Mah	code15	C	G	T	G	C	C	A	G	C	G	A	G	G	A

'hominissuis' が高頻度に分離されており，わが国における肺 MAC 症患者由，AIDS 患者における播種性 MAC 症から分離された *M. avium* はすべてが *M. avium* subsp. 'hominissuis' であった[1]．また，海外においてもヒトから分離される *M. avium* は *M. avium* subsp. 'hominissuis' であり，*M. avium* の中でもヒトに対し病原性を示すのは *M. avium* subsp. 'hominissuis' であろう．一方で，*M. avium* subsp. *paratuberculosis* はヨーネ病との病態の類似性からクローン病との関連が指摘されているが，未だ確証が得られていない．

3 *Mycobacterium avium* の亜種の分類方法

M. avium の亜種の分類方法として，これまで菌のゲノム上に存在する *M. avium* に特異的な挿入配列（Insertion sequence：IS）の有無により分類をしていた（表1）．しかし，この方法ではそれぞれに相同性の高い挿入配列が存在すること，保有すべき挿入配列を保有しない菌株があることから明確な分類が困難であった．近年，挿入配列以外の亜種分類の方法として *M. avium* のハウスキーピング遺伝子の一つである heat shock protein65（*hsp65*）のシーケンス解析による分類が提案され亜種分類の方法が明確となった[2]（表2）．

4 わが国で臨床分離される *M. avium* の遺伝子的特徴

前項で述べたように，わが国でヒトから分離される *M. avium* の亜種は *M. avium* subsp. 'hominissuis' である．しかし *M. avium* subsp. 'hominissuis' にもかかわら

ず鳥に感染する亜種 *M. avium* subsp. *avium* のみが保有するとされている挿入配列 IS*901* を保有する株が約 60% を占めていた．諸外国の報告ではヒト由来の *M. avium* では IS*901* を保有していないことが報告されており，このことはわが国の臨床分離 *M. avium* の大きな特徴であろうと考えられた．さらにこの IS*901* を詳細に解析したところ *M. avium* subsp. *avium* が保有する IS*901* と比較し，臨床分離株において共通な 60 箇所の変異があることが分かった（以下，変異型 IS*901* ＝ IS*Mav6*）．以上の点から日本においてはこの IS*Mav6* を保有する *M. avium* subsp. 'hominissuis' が流行していることが示唆された[1]．

5 MAC の分子疫学タイピング方法について

分子疫学解析の利用は黄色ブドウ球菌，大腸菌，結核菌などの感染源の特定のために広く利用されてきた．MAC の中でも *M. avium* においては特異的な挿入配列 IS1245 を用いる Restriction fragment length polymorphism（RFLP）法が世界的な標準法として用いられてきた[3]．しかしこの方法はサザンブロット解析法を用いることから，操作が煩雑，熟練した操作技術が必要，結果判定までに 1 週間と時間がかかること，施設間での再現性が乏しいなどの問題があり，分子疫学解析に用いる場合に問題が多かった．そのため RFLP 法に代わる方法として variable numbers of tandem repeats（VNTR）型別解析法が獣医領域において報告された[4]．この VNTR 型別解析方法は菌のゲノム上に存在する Tandem repeat（TR：縦列反復）多型を用いた方法である（図 1）．TR 領域の多型は菌株によって固有であるため，複数の TR 領

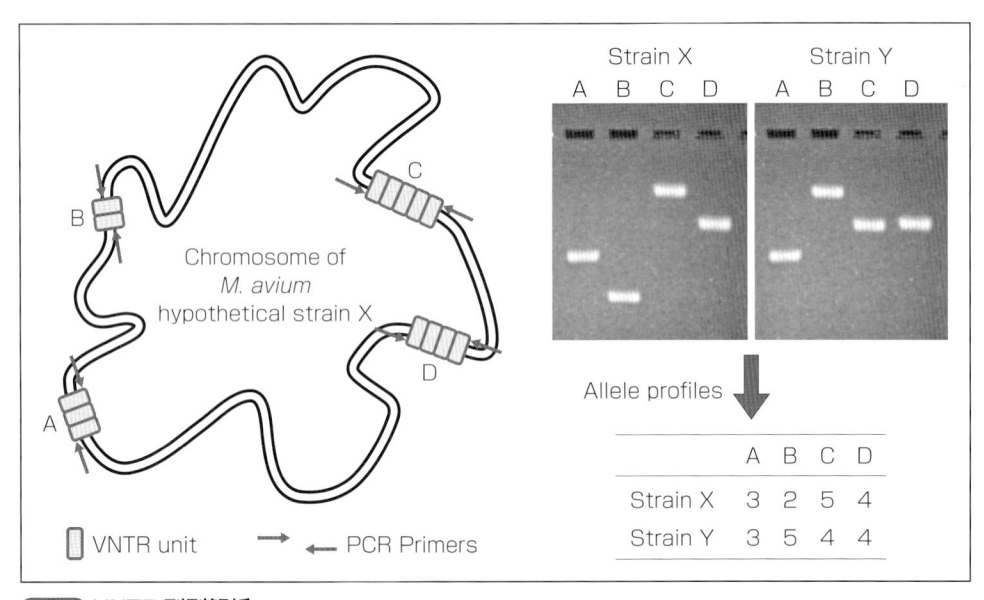

図1 ▶ VNTR 型別解析

域を用いることで同じ菌株かどうかを判定することができる．またVNTR型別解析法はPCR法に基づいて解析を行うため操作は簡便であり，1日足らずで解析可能，再現性も高いため臨床応用を考えた場合，非常に有用であると考えられる．さらに，データをデジタルデータとして扱えるため過去のデータや他施設との比較が容易であり，世界規模でのデータベース化も可能である．

6 VNTR型別解析法の解析能力

　分子疫学ツールを使用する場合，その方法の解析能力の高さが必要でありその検証が必要とされる．日本において*M. avium*のVNTR型別解析法には西森らが開発した15箇所のVNTR領域を用いたMATR-VNTR型別解析法が利用されているが，諸外国ではThibaultらが報告した8箇所のVNTR領域を用いたMIRU-VNTR型別解析法が用いられている．Inagakiらは*M. avium*と同定したHIV陰性肺MAC症由来臨床分離株70株を用いてIS*1245*-RFLP解析法，およびわが国で用いられているMATR-VNTR型別解析法，そしてMIRU-VNTR型別解析法の有用性を比較検討した[5]．菌株鑑別能力を示すHunter-Gaston discriminatory index (HGDI)を計算したところ，IS*1245*-RFLP解析法では0.960であったのに対し，MATR-VNTR型別解析法では0.990であり，MIRU-VNTR型別解析法では0.949であった．このことから解析能力の比較ではMATR-VNTR型別解析法で圧倒的に識別能力が高く，さらにこれまでの世界基準であったIS*1245*-RFLP法よりも優れた方法であった．すなわち再現性，菌株鑑別能力が高いMATR-VNTR型別解析法が今後スタンダードな*M. avium*分子疫学ツールとして用いられるだろう．

7 VNTR型別解析の応用

　結核症は通常，単一菌株によるモノクローナル感染であり，外来性再感染をしないかぎり同じ患者由来の菌株は同一の遺伝子パターンを示すことが知られている．これに対し肺MAC症，特に中葉舌区型では経時的変化も含め同時多クローン感染，反復性多クローン性感染がしばしば認められることが報告されている．

　これまで，このポリクローナル感染の解析においてはRFLP型別解析法が用いられてきた．しかし，RFLP型別解析法を用いたポリクローナル感染の解析ではバンドが重複した合成像となり結果が正しく表されない可能性があること，大量のコロニーを解析する場合大変な時間と手間を要すること，継代で変異が起こりやすいという欠点があることなど，菌株の同一性の判定には注意を要しポリクローナル感染の解析には不向きであると考えられてきた．これに対しVNTR型別解析法では，それぞれの

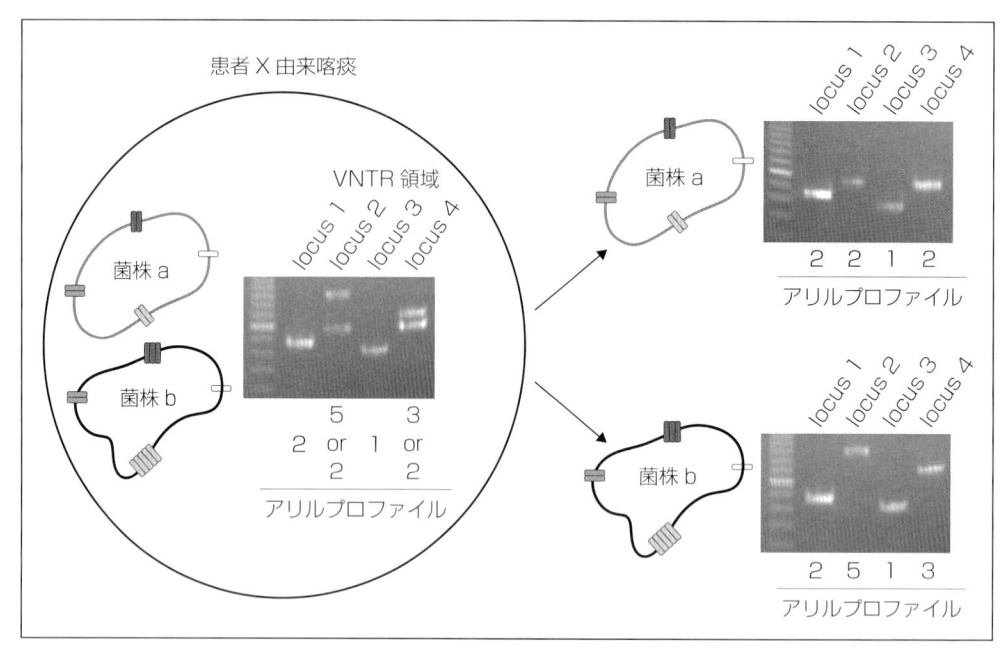

図2 VNTR型別解析法によるポリクローナル感染検出方法

　TR領域の反復回数が固有のものであるため，PCR解析電気泳動で得られるバンドはモノクローナル感染では一本であり，複数のVNTR領域で多重バンドが得られた場合，複数の菌株が存在しポリクローナル感染であると考えられる（図2）．またVNTR型別解析法は少量のDNAがあればよく，複数のコロニーの解析も比較的容易であり，ポリクローナル感染に対して有用な手段であると考えられる．

　肺MAC症は多剤併用療法にて一時的に排菌陰性化しても，治療終了後に再燃する症例はよくみられる．この原因として2つの考えがある．一つは，*M. avium* が環境常在菌であるため，環境からの外来性再感染を繰り返しているのではないかという考え方，もう一つは化学療法が静菌的であるために体内に残った菌が再燃（内因性再燃）したのではないかという考え方である．この再排菌を検討することは，この疾患の治療戦略を考えるうえで重要なポイントである．この点においてもVNTR型別解析法の果たす役割は大きく，同一の遺伝子パターンであれば内因性再燃，異なれば外来性再感染と簡便に判断することは可能である．

　実際どの程度の割合でポリクローナル感染がみられるのか，あるいは反復性外来性再感染が起こっているのかは今後の検討課題であるが，VNTR型別解析法はその分析ツールとして大きな役割を果たすと期待される．

8 *M. intracellulare* の VNTR 型別解析法

　M. intracellulare については臨床応用可能である簡便な分子疫学ツールがなく，遺伝子タイピングが困難な状況であった．我々は，バイオインフォマティクス解析により *M. intracellulare* に特異的な VNTR 型別解析法の開発に成功した[6]．この VNTR 型別解析法は非常に優れた菌株鑑別の能力が示され，さらに長期排菌患者由来菌株を用いた VNTR 型別解析法の安定性の検討では，最長 4 年間 VNTR 領域に変動がなく安定であった．以上のことより VNTR 型別解析法は *M. intracellulare* の分子疫学ツールとして有用であり，感染源の特定などに利用可能であると考えられた．また，*M. avium* と同様に VNTR 領域が安定であったことから，再燃時にその原因が残存した菌による内因性再燃か，別の菌による再感染かの判別に有用であることが示された．

9 MAC の薬剤感受性遺伝子について

　MAC 症のキードラッグとして用いられるクラリスロマイシンやリファンピシンについて薬剤耐性化機構が報告されている．特に ATS のガイドラインにおいて，クラリスロマイシンだけが MAC 症における薬剤感受性試験の結果を考慮すべき唯一の治療薬とされており，クラリスロマイシンの耐性化は特に重要であると考えられる．一般的にマクロライドの耐性機序は，efflux pump と呼ばれるポンプ機能により菌体内に入ったマクロライドを菌体外に汲み出すタイプや erm 遺伝子により 23S rRNA の結合部位をメチル化し耐性を獲得するタイプがあげられる．MAC 症においてクラリスロマイシン高度耐性菌の場合，マクロライド結合部位の 23S rRNA におけるドメイン V 領域にある中心の 2058 と 2059 番目のどちらかのアデニンに点変異が起こっているとされている．一方で同じマクロライド系抗菌薬であるエリスロマイシンの高度耐性化機序は 23S rRNA におけるドメイン II 領域にあるため，他疾患でのエリスロマイシンの使用歴は，MAC のクラリスロマイシン耐性化への影響は少ないと思われる．今後，再燃例やマクロライドによる治療歴のある患者において，遺伝子を調べることで早期にクラリスロマイシン耐性の検出が可能となるであろう．

文献

1) Ichikawa K, Yagi T, Moriyama M, et al: Characterization of Mycobacterium avium clinical isolates in Japan using subspecies-specific insertion sequences, and identification of a new insertion sequence, IS-Mav6. J Med Microbiol **58**: 945-950, 2009
2) Turenne CY, Semret M, Cousins DV, et al: Sequencing of hsp65 distinguishes among subsets of the Mycobacterium avium complex. J Clin Microbiol **44**: 433-440, 2006

3) van Soolingen D, Bauer J, Ritacco V, et al: IS*1245* restriction fragment length polymorphism typing of *Mycobacterium avium* isolates: proposal for standardization. J Clin Microbiol **36**: 3051-3054, 1998
4) 西森　敬, 内田郁夫, 田中　聖, 他：VNTR 型別による結核菌群及び鳥型結核菌の分子疫学解析マニュアル. 動物衛生研究所報告 **109**：25, 2003
5) Inagaki T, Nishimori K, Yagi T, et al: Comparison of a variable-number tandem-repeat (VNTR) method for typing Mycobacterium avium with mycobacterial interspersed repetitive-unit-VNTR and IS1245 restriction fragment length polymorphism typing. J Clin Microbiol **47**: 2156-2164, 2009
6) Ichikawa K, Yagi T, Inagaki T, et al: Molecular Typing of Mycobacterium intracellulare using Multilocus Variable-Number of Tandem-Repeat Analysis: Identification of Loci and Analysis of Clinical Isolates. Microbiology **156**: 496-504, 2010

非結核性抗酸菌症の臨床
Nontuberculous Mycobacteriosis

索 引

和文索引

あ, い
アキュプローブ® ……………29
アジスロマイシン……………49
アブセッサス…………………65
アミカシン……………………67
一次感染型……………………6
イミペネム……………………67

か
外来性再感染…………………94
可逆的視神経障害……………37
各種薬剤のブレークポイント……68
合併症と基礎疾患……………62
過敏性肺臓炎型………………22
カンサシ症……………………60
カンサシ症の年齢分布………61
カンサシのRFP感受性………63

き
気管支拡張所見………………23
疑似アウトブレイク…………66
キノロン耐性大腸菌…………38
キャピリアTB®………………29
菌種別頻度……………………27

く
空洞……………………………23
クオンチフェロン®TB-第2世代
　………………………………62
クラリスロマイシン………62, 95

け
外科治療………………………49
結核とNTMの鑑別……………22
結核類似型……………………17
ケロネイ………………………65

こ
孤立結節型……………………20
ゴルドネ………………………66
コロナイゼーション…………25
コンタミ………………………66

し
視神経障害……………………47
小結節・気管支拡張型………17
視力障害………………………47
迅速発育菌………………26, 65, 78

す, せ
ストマイ難聴…………………33
石灰化………………………7, 9
セフォキシチン………………67
全身播種型……………………22

ち, て, と
チトクロームP450 3A4………34
遅発育菌………………………26
定着……………………………25
トポイソメラーゼⅣ…………39

な, に
ナイアシンテスト……………4
内因性再燃……………………94
二次感染型……………………6
入院中の死亡率………………64

は
肺カンサシ症治療中の薬剤副作用
　………………………………64
肺限局型………………………87
肺フォーチュイタム症………67
薄壁空洞………………………61
播種型…………………………87
播種性MAC症…………………84

ひ, ふ, へ, ほ
非結核性抗酸菌……………59, 65
非結核性抗酸菌症……………83
フォーチュイタム……………65
ぶどう膜炎……………………36
ブラ周囲のコンソリデーション…61
フルオロキノロン剤…………48
ブロスミックNTM®…………30
分岐状陰影……………………17
米国CLSI………………………68
ポリクローナル感染………93, 94

ま, み, め
マクロライド耐性MAC51……49
ミコール酸……………………39
免疫再構築症候群……………84

や
薬剤感受性試験…………30, 86, 95
薬剤耐性化機構………………95

り
リネゾリド……………………68
リファブチン…………………79
リファマイシン系抗酸菌治療薬…79

欧文索引

A
Amikacin（AMK） ……11, 40, 67
Aminoglycoside ……11
Azithromycin（AZM）……41, 85, 86

B
BrothMIC NTM® ……76
Buruli 潰瘍 ……73

C
CAM＋RFP＋EB 間欠療法 ……63
CAM 耐性 MAC ……49
CAM 耐性のブレイクポイント …76
CFX ……67
Clarithromycin（CAM）
　……11, 36, 48, 56, 62, 85, 86
colonization ……45
contanitation ……70
cythchrome P450 ……86

D
DDH マイコバクテリア® ……29
DNA ジャイレース ……39
DNA プローブ ……29

E
efavirenz ……86
Ethambutol（EB） ……37, 47, 57, 85

F
Faropenem（FRPM） ……41
fibrocavitary type（FC 型） ……17
fluoroquinolones ……87

H
heat shock protein65 ……91
highly active antiretroviral therapy
　（HAART） ……84

HIV 感染症 ……83
hot tub lung ……22

I
Imipenem/Cilastatin（IPM/CS）
　……40
Insertionsequence（IS） ……91
IPM ……67
IS*1245*-RFLP ……93
IS*Mav6* ……92
Isoniazid（INH） ……39

K, L
Kanamycin（KM） ……11, 33, 48
LZD ……68

M
M. abscessus ……65
MATR-VNTR ……93
M. avium complex（MAC） ……75, 83
M. avium subsp. 'hominissuis'
　……91
M. bovis ……73
M. bovis BCG ……73
M. celatum ……89
M. chelonae ……65
M. fortuitum ……65
M. genavense ……88
M. gordonae ……66, 69, 89
M. hiderniae ……72
MIC 測定法 ……30
Minocycline（MINO） ……41
MIRU-VNTR ……93
M. kansasii ……59, 77, 87
M. marinum ……72
M. nonchromogenicum ……72
Moxifloxacin（MFLX） ……38
M. scrofulaceum ……71

M. shinshuense ……73
M. szulgai ……70
M. terrae ……72
M. triviale ……72
M. ulcerans ……73
M. xenopi ……71, 88
Mycobacteria Growth Indicator
　Tube（MGIT） ……28

N
nodular/bronchiectatic type（NB 型）
　……17
NTM ……59, 65

P
penicillin（PC） ……11
PET 検査 ……20
PPD-B ……5
PPD-F ……5
PPD-Y ……5
primary infection type ……6

Q
QuantiFERON®-TB 2G（QFT-2G）
　……62, 69

R
Restriction fragment length poly-
　morphism（RFLP） ……92
RFP 耐性 M. tuberculosis ……35
Rifabutin（RBT） ……35, 85
Rifampicin（RFP） ……34, 47
Runyon ……4
Runyon 分類 ……26

S, T
secondery infection type ……6
Sitafloxacin（STFX） ……38

Streptomycin（SM）………11, 32, 48
Streptomyces cattleya ……………40
Streptomyces griseus ……………32
Streptomyces kanamyceticus ……33
Streptomyces mediterranei ………34
subsp. *avium* …………………………28
subsp. *hominissuis* …………………28
tree-in-bud appearance …………17

V

variable numbers of tandem repeats（VNTR）………………92

数字索引

3剤併用療法 …………………32
4剤併用療法 …………………32
16S rRNA 遺伝子 …………………29
23S rRNA …………………………32
50S サブユニット …………………36

	3 刷	2013 年 6 月 5 日
	2 刷	2012 年 5 月 28 日
©2010	第 1 版発行	2010 年 10 月 15 日

非結核性抗酸菌症の臨床

（定価はカバーに表示してあります）

検印省略	編著	佐々木結花
		小川　賢二
	発行者	林　峰子
	発行所	株式会社 新興医学出版社
		〒113-0033　東京都文京区本郷6丁目26番8号
		電話　03(3816)2853　　FAX　03(3816)2895

印刷　大日本法令印刷株式会社　　ISBN 978-4-88002-709-8　　郵便振替　00120-8-191625

- 本書の複製権・上映権・譲渡権・公衆送信権（送信可能化権を含む）は株式会社新興医学出版社が保有します。
- 本書を無断で複製する行為，（コピー、スキャン、デジタルデータ化など）は，著作権法上での限られた例外（「私的使用のための複製」など）を除き禁じられています。研究活動、診療を含み業務上使用する目的で上記の行為を行うことは大学、病院、企業などにおける内部的な利用であっても、私的使用には該当せず、違法です。また、私的使用のためであっても、代行業者等の第三者に依頼して上記の行為を行うことは違法となります。
- JCOPY〈(社)出版者著作権管理機構 委託出版物〉
  本書の無断複写は著作権法上での例外を除き禁じられています。複写される場合は、そのつど事前に、(社)出版者著作権管理機構（電話 03-3513-6969、FAX 03-3513-6979、e-mail：info@jcopy.or.jp）の許諾を得てください。